国医大师路志正
学术思想访谈录

指导老师　路志正

冯　玲　编著

人民卫生出版社
·北京·

图书在版编目（CIP）数据

国医大师路志正学术思想访谈录 / 冯玲编著.
北京 ：人民卫生出版社，2025. 5. -- ISBN 978-7-117
-37761-4

Ⅰ. R256. 3

中国国家版本馆 CIP 数据核字第 2025J7U162 号

人卫智网	www.ipmph.com	医学教育、学术、考试、健康， 购书智慧智能综合服务平台
人卫官网	www.pmph.com	人卫官方资讯发布平台

国医大师路志正学术思想访谈录
Guoyi Dashi Lu Zhizheng Xueshu Sixiang Fangtanlu

编　著	冯　玲	
出版发行	人民卫生出版社（中继线 010-59780011）	
地　址	北京市朝阳区潘家园南里 19 号	
邮　编	100021	
E - mail	pmph @ pmph.com	
购书热线	010-59787592　010-59787584　010-65264830	
印　刷	鸿博睿特（天津）印刷科技有限公司	
经　销	新华书店	
开　本	710×1000　1/16　印张:13　插页:4	
字　数	193 千字	
版　次	2025 年 5 月第 1 版	
印　次	2025 年 6 月第 1 次印刷	
标准书号	ISBN 978-7-117-37761-4	
定　价	59.00 元	

打击盗版举报电话	010-59787491	E- mail	WQ @ pmph.com
质量问题联系电话	010-59787234	E- mail	zhiliang @ pmph.com
数字融合服务电话	4001118166	E- mail	zengzhi @ pmph.com

序

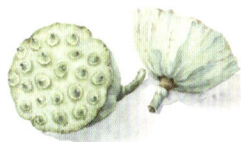

春秋往继，生生不息，感岐黄千载之传承，叹吾身百稔之须臾。橘井泉香，怀瑾握瑜之陶冶；杏林春暖，坐堂悬壶之交流。陟遐自迩，积微成著，履先师之行径，恤苍生之疾苦，举毕生之所学，携青囊以济世。累月之厚积，奋余之拙思，德薄能鲜，浅得鄙见。

忆余幼时，九州失秩，百姓受戕，乾坤混沌，疫病横肆，每尝追忆彼时，莫不慨然泪涌，同胞既受病苦如斯，吾辈岂敢漠然袖手。岁及弱冠，明志笃学，栉风沐雨，青衿之志，履践致远，承家学而不倦，尊岐黄亦未墨守成规。《黄帝内经》《伤寒论》《金匮要略》《温病条辨》之论，典籍荟萃，流光溢彩；李东垣、叶天士、吴澄、王士雄之等，先贤云集，簪星曳月。沉浸浓郁，含英咀华，诸家精粹，灿若星河。然余尊脾为先，携肾之性，以此论治诸疾，硁硁之愚，矢志不渝。脾之位，雄踞中州，戊己土也，社稷也，其属土，司仓廪，主运化，水谷精微由此化，气血津液源此生，五脏六腑受其惠，四肢百骸蒙其泽，后天之本也，其壮盛则精华不殃，四旁通达，冗邪难挚；其羸弱则枢机受遏，八荒乖戾，正气难荣。肾者水也，先天之本，脾土之所胜也，中州固则水可遍荣周身，滋养脏腑。故余以脾肾之论为辨治之根本，持中央以运四旁，方得医治无虞。内、外、妇、儿诸疾，皆不越此条，切莫循规蹈矩，事不凝滞，理贵变通，溯其源而崇其本，察其变而易其法，沉疴得起，痼疾得瘳。

　　奉先师之言为圭臬，仿《黄帝内经》所载岐黄对答之典范，幸得弟子冯玲之编撰，名曰《国医大师路志正学术思想访谈录》，其承余之所学，而复胜于蓝者，纡余为妍，不矜不盈，承延深义，踵事增华，望同侪赐正，以攘其弊，愿同道及后学得一二启迪，使路氏医派得以传承，发扬光大，则吾心得安，从容和缓。此东垣老人之王道，贵在有恒，眉寿可期，是为序。

　　　　　　　　　　　　　九九医叟　路志正

　　　　　　　　　　　　　　　　　壬寅肆月于怡养斋

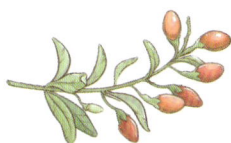

　　路志正，国医大师，字子端，号行健，籍藁城，毗东垣，袭伯父躬传之医道，承易水学派之嘉言，明志始于束发，笃行践自弱冠，筚路蓝缕，朝乾夕惕，韬光逐薮，含章未曜，行远自迩，踔厉奋发，守岐黄之显道，汲百家之所长，凫鹤从方，万殊一辙，终立言于世，久传不朽。

　　金元兴替，冀州萧然，太行巍巍，易水潺潺，虽战乱迭起难止，然薪火相传不息。自洁古先师起，汇集上古医经典籍之精粹，谓"运气不齐，古今异轨"，重脏腑，倡变通，自我作古，独辟蹊径，奠易水学派之基石；明之，名曰杲，虽兴自东垣故地，却承易水之学，师从洁古，启自扶养胃气之论，踵事增华，值神州覆没，饥馑相籍，万民所罹疾患，多自脾胃而起，所谓"脾胃内伤，百病由生"，首创补土之说，终成易水学派柱梁；东垣既殁，易水之脉绵延而继，进之、谦甫承其言行，阐弘深义，主以脾胃辨治之论贯穿易水之学，为后世参鉴之范。路老诞于东垣故地，承袭易水学派英华，玄圃积玉，终成绝学。脾升其清，胃降其浊，枢机运转之道也；阳发其华，阴藏其精，仓廪敛聚之实也，唯尊脾胃，中央之土者，其性稼穑蓄藏，穹苍之下，载生万物，社土稷谷，国之本也，其盛则九州济济、藩属无恙，于身体亦循此道，持中央，四旁方得运，脏腑诸官盛衰唯以仓廪充实为本、枢机调畅为度，皆系于中州脾胃，路老立言之髓如斯，又循洁古"古方今病不相能也"之论，崇古方之义，越陈规之封，习先贤之道，拓新世之径，扬易水学派之遗风，立中央脾胃之尊位。遐龄逾百，朔晦济世，所医病类不啻内、外、妇、儿之属，痊瘥者众，誉满海内。

余幸得路老教诲，侍诊十数载，浅尝其高论，妄擅仿岐黄对答之式，穷源溯流，阐幽探赜，访谈既成，行文以记，付梓已毕，希冀诸家郢正，以泽被众人。

弟子冯玲

二〇二二年孟夏

目录

一、关于中医传承的专题访谈

国医大师路志正，是全国师承制导师，继承制博士后导师，第二届"北京中医药大学岐黄奖"中医类奖项获得者。"北京中医药大学岐黄奖"是根据《北京中医药大学章程》设立的学校最高荣誉奖，旨在奖励全世界在中医药及相关领域作出卓越贡献的人士。路老在获奖时强调了中医药事业要在传承中创新、在创新中发展，并身体力行，培育了百余名亲传弟子。其学生冯玲根据路老的发言内容，整理专题访谈如下。

1. 冯　玲：老师，您今年已 100 岁高龄，还一直工作在临床一线，每周坚持出诊，担负着临诊、中央保健、传承教育等工作，从平时您的言传身教中能看出您对中医事业倾注了满腔的心血，您对中医传承感触最深的是什么？

　路　老：我虽一生都在为中医事业奋斗，但年老之后更加感到中医需要振兴，需要后继有人。国家现在非常重视中医药，为我们提供了很好的发展平台，中医的发展必须依靠中医教育，但目前中医教育仍然存在很多问题。2009 年人民卫生出版社召开了国际医学教育会议，我有幸参加，听取了国内外医学教育专家有关案例教学的报告，感触很深。中国作为一个具有光辉灿烂历史的文明古国，远在西周时期即有学校创办，至今已有 3 000 多年，我们积累了丰富的教学经验，尤其是中华人民共和国成立后，教育事业得到了迅猛的发展，但是会上并没有中医界的声音。会后我专门找到上海中医药大学严世芸校长等人，提出应该把中医传承教育经验进行总结，与同业人士交流共享。

2. 冯　玲：您如何看待现代中医教育问题？学院式教育培养出来的学生严重西化，有些并不擅长用中医的思维和方法看病；而传统的师承教育培养出来的中医，对西医及最新的医学动向亦缺乏了解，您是怎样看待这些问题的？

路　老：就中医的教育问题，很多同行撰写过相关文章。河南中医学院（现河南中医药大学）首届国医大师李振华1983年在《河南中医》杂志上发表《保持和发扬中医特色 办好高等中医教育》，指出："为了贯彻落实党的方针政策，高等中医教育在办院方向上必须保持和发扬中医特色，造就既能系统掌握中医理论和诊疗技能，又能从事中医药研究提高的高级中医药人才。"周仲瑛教授也曾撰文指出："现代中医高等教育是近代教育史上最具有中国特色的一门医学专业教育。回顾40余年的办学历程，总结过去，面向未来，规划'九五'至2010年中医药教育的改革和发展问题，培养跨世纪人才，适应三个面向的需要，适应社会对中医的需要，适应中医事业继承发展的需要，是必须认真重视研究、在实践中不断求索、逐步完善的一项系统工程。"这些声音很有代表性，与教育工作会议提出"培养什么人"的精神完全一致。国家对这些问题很重视，也正在努力解决，如从第四批中医师承教育项目开始，符合申请专业学位条件的继承人可申请中医专业学位。一些师承的乡村医生也可以通过进一步的师承教育、进而通过执业医师资格考试而获得执业医师资格。而对于学院式教育西化的问题，据我所知，有些学校也在进行探索和改进。如早在1985年至1987年山东中医药大学就招了3届少年班，一共147名学生，从入学就开始背诵经典，这些学生毕业后大都从事中医药相关领域工作，其中很多已是名医、学科带头人、领军人物、单位骨干。你当年在少年班就读，应该是最了解相关情况的。2006年山东中医药大学又创办了中医学七年制传统中医方向班，强调师承和因材施教；2011年北京中医药大学创立的岐黄班，是九年制学制，是北京中医药大学为探索高端特色人才的培养方式，是对中医药人才培养模式进行的改革与创新，这是中医高等教育史上的重大改革，在入学之初就为每名学生配备了导师，实行一对一的学习和临床指导，处处体现了中医传承。

3. 冯　玲：老师说得极对，从我在少年班的学习经历来看，我受益最深的还是预科阶段背诵的那些中医经典，以及从小树立的对中医根深蒂固的热爱。但据我所知，现在很多中医院校培养的学生，理论多，临床少；西医多，中医少；现代多，传统少，在临床上并不能有效应用中医药理论和方法治疗疾病。您认为学院式教育怎样更利于中医的发展？

路　老：今年夏天我做了个调查。我的孙子们回来看我，他们中的三个在国外学习西医，一个在国内学习中医。学西医的有两个在日本，其中一个在骨科，现在已经能做一些小手术，如关节置换。他从观看手术到协助手术，再到动手操作，直至熟练操作，都有上级医生在场给予指导。另一个是从学校毕业后，先做一年研修生，现在轮转到呼吸科，每天有一个上级医生负责指导他们临床，先由他们接诊患者，然后向老师汇报，老师同意治疗方案后，再给患者开处方。下午上课，晚上写病案，轮流值夜班。我第三个在国外学习西医的孙子是在法国巴黎第五大学医学部，他们普通医科学 6 年，而专科医生学 10 年，加上 2 年预科班，一共要学 12 年。从第 2 年开始上临床，每周 4 个小时，学习打针、喂药、翻身拍背，都是一些护士的基础工作；第 3 年每周上临床 10 个小时，开始帮上级医生写病历；从第 4 年起学习临床课程，一共 3 年，上午临床，下午上课，并在老师的带领下值夜班。我的第四个孙子在中医药大学学习，今年是第 5 年，进入了临床实习阶段。他们是 1～4 年级在课堂讲理论，而且是中医理论和西医理论一起讲，就像是一个孩子学说话，一会儿说中文，一会儿说英文，两者的构成和思维方法完全不同，在有限的时间内，就看哪种信息量更多，孩子就熟悉哪一个。如果有人说学中医吃不上饭，中医不科学，孩子就多学西医，结果，中医院校就培养出了西医人才。

从这几个孩子的学习经历看，我认为法国的教育方式最合理，理论与实践结合得最紧密，学生容易懂，记得牢。而这和我 70 年前学医的方法极其相似，其本质就是"师带徒"。

4. 冯　玲：老师，说到您 70 年前学医的经历，可否讲一下您当时跟师学习的体会？

路　老：记得我当时跟着孟先生，每天天蒙蒙亮就起床了，打扫完卫生后，就开始背书。上午跟老师临证，老师说，我们写。记得一次随伯父侍诊，见一赵姓患者，头身汗出如雨，用四条毛巾擦拭不迭，伴见心悸、气促，四肢冰凉，脉细如丝。经诊断，伯父认为患者汗出过多，而汗为心之液，大汗不仅伤阴，而且还会"阴损及阳"，形成"亡阳"之证。于是用了大剂量的人参、附子，并让我马上煎药，随煎随饮，说这叫"厥逆"之证，耽误不得，必须用"益气回阳"（即"回阳固脱"）的方法救治。经过 3 个多小时的治疗，患者的大汗逐渐减少，四肢慢慢转温，阳气渐复，精神状态也好起来了。这次侍诊给我留下了深刻的印象，看到了中医救治急症的疗效。

下午大部分时间，是按老师指定的书目读书，如《易经》《黄帝内经》《难经》等。到了第 3 年，因为有了些基础，老师出诊时，我也跟着去，帮老师做一些简单的事情。第 5 年时，因老师年龄大了，身体不太好，我有时就替老师出诊，回来向他汇报，患者病情如何如何，我是怎样治疗的，用的什么方子等等。如果遣方用药不合适，老师就会给我讲不对在哪里，这种情况应如何辨证、用方。到第 6 年，我出师了，开始独立应诊，记得当时出诊回家后，心里总是惦记着放不下，总在想患者吃药后怎么样呀，会不会没有效呀，而且还常跑到老师家去请教，直到独立应诊 3 年后才慢慢熟练些了。

5. 冯　玲：从您的学医经历来看，"师带徒"还是一种非常有效的中
医教学模式，它能使学生在短时间内，完成由经验到理
论的升华，将前人许多宝贵的经验继承下来。您认为师
承制教育还有哪些优点呢？

路　老：中医教育，自古有之，师承制是中医传统的继承方法，
如长桑君传扁鹊，再传子阳；李东垣师从张洁古，再传罗天益；叶
天士一生曾拜十七位医家为师等，类似的例子比比皆是。中医自唐
代就开始有了由太医令负责组织的官办医学教育途径，但师承制教
育形式始终是中医培养后继人才的重要途径，张仲景、叶天士等名
医，都是通过师承制教育而得窥岐黄门径，进而为弘扬中医学作出
了巨大的贡献。

中医是实践性很强的生命科学，如果没有临床实践和临床疗效，也就
没有传承可言。长期的摸索和历史的经验告诉我们，疾病是千变万化
的，没有包治百病的灵丹妙药，也没有固定不变的病症，中医学家的
临床疗效不是计算机所能模拟出来或者替代的，必须通过长期的临床
实践，不断感悟和体会，才能提高疗效。因此，继承工作的教学也以
跟师临床实践为主。一方面，指导老师通过口传面授、临床应诊和实
际操作向继承人传授他们的经验和专长；另一方面，继承人通过跟师
学习和不断实践，学习老师的经验和专长。通过这种教学相长、因材
施教、学思结合、理论与实践紧密联系的方式，一方面使学生在与老
师日常的医疗、生活接触中不断感悟老师的师表、师德，启发思维，
加强思考，循序渐进，不断提高；另一方面也使老师在教学中"温故
而知新"，"学而不厌，诲人不倦"，更提高自己以身作则的修养。

6. 冯　玲：那您认为师承制教育有哪些缺点吗？

路　老：师承制是中医传统的继承方法，其继承手段是一边跟师
学习，一边记录，边临证，边学习，优点是对临床感悟深刻，缺点

是手段上比较落后，方法上多按随诊记录，层次上只停留在某一点、某一线，以及经验性阶段，对整体、动态、系统层面的研究不足。首先，师带徒多是以个人经验为主，教学内容不易规范，不同悟性的学生掌握程度差异很大；其次，师带徒多以临床侍诊抄方、总结病案的方式进行，学生跟师时间有限，不能全面掌握老师的学术经验；再次，师带徒每次培养的学生数量少，加之师资不足，无法大规模开展，所以不能大批培养学生。古老的形式，在现代科学迅速发展的今天，有其可取之处，亦有其欠缺的方面，我们应该扬长避短，将学院式教育与传统的师承教育有机地结合起来，探索出一条培养中医临床实用型人才的道路。

目前，互联网行业发展得很快，我们师承制学习应该结合现代技术。例如我有很多学生受时间、地理位置等限制，每人可跟诊的时间有限，尤其一些已经成为临床工作者的学生，难以长时间脱离工作岗位外出学习，从而错失学习机会。现代科技发展了，现在我每次出诊的时候，都会录像，并有学生整理病例，通过这些方法，让不在场的学生也有学习的机会，能够提高学习的效率。

7. 冯　玲：近年中国中医科学院新开设了师承制博士后的教育（中医药传承博士后工作），其理念就是将学院式教育与传统的师承教育结合起来，培养一批高端的中医人才。我有幸成为了您的第三个师承制博士后，我自己受益匪浅，您认为这种方式如何？

路　老：在中医药学术传承的过程中，把师承教育与博士后工作结合起来，无疑是一次非常有意义的尝试。张伯礼院士认为，中医药人才队伍层次及结构有待进一步优化，现在存在"两头薄中间弱"的问题。"两头薄"指高层次领军人才短缺，掌握中医辨证论治思维和能力的全科医生人数太少。"中间弱"指虽然队伍人数规模壮大，但中医临床思维和解决临床问题的能力比较弱。传承博士后工作就是要解决高层次人才这头"薄"的问题。创新博士后培养机制,一方面有利于中医药学的传承,另一方面又有利于在传承中创新,更有利于传承名老中医经验与高层次人才队伍建设。我也很乐意参加这个工作并有幸成为师承制博士后导师,我将毫无保留地将我的经验传授给你们。但从这段时间的教学来看,我也发现了一些问题,最主要的是你们这些师承制博士后大部分都是在职学习,自己平时工作很忙,除了正常的门诊、病房值班工作外,还要搞科研、讲课、参加各种学术活动,能保证跟师临诊的时间已经不错,很难有时间静下心来看书、思考问题,而不看书、不思考,就很有可能只知其一,不知其二。不过现在网络很方便,每次跟师时都会有学生将病例分享给大家,从一定程度上,弥补了时间、空间的不足,但是还是要多思考,多临证。

8. 冯　玲:有人说中医是经验医学,西医是科学,师承制教育是中医独有的,现在师承制面临消亡,应给予特殊照顾,您同意这种说法吗?

路　老:这种说法当然是错误的,中医与西医研究的对象是一致的,都是人体,只是看问题的角度和思维方法上有差异,怎么能说一个就是经验,另一个就是科学呢?难道西医没有经验可谈吗?

有一个患者,是个企业家,很忙,来我这儿看病时患有慢性胰腺炎、脾脏血管瘤。汶川地震时有医生告诉她血管瘤应该尽快摘除,否则如果破裂,后果不堪设想。她就在多家医院中检查、咨询,看是否一定要手术。在这期间又发现了胆囊萎缩,医生告诉她应该把胆囊切除,这下她更紧张了,这手术怎么做?左右胁下一边一刀,怎么工作?我帮她在协和医院找了位看血管瘤的专家,刚巧那天有个做B超的老专家也在,就又请这位老专家检查了胆囊,结果是没问题。为什么两次检查会得出完全相反的结论呢?这位老专家告诉她,因为并没有任何胆囊萎缩的症状,所以考虑是体位所致,经过调整体位，看到了胆囊很好，所以不必手术了。这个例子说明了经验的重要性，否则这一刀下去，胆囊是摘还是不摘？摘，病家受损失；不摘，医院如何解释？可见西医也需要"师带徒"，需要经验的积累和升华。

师承或者说师带徒，并不是中医独有的，而是实践科学所共有的、必须的。它需要的不是特殊政策的照顾，而是大力推广、大力发展，是培养实用型人才、创新型人才的最佳模式。

9. 冯　玲：老师，近些年，国家对中医药产业大力扶持，鼓励大力发展中医诊所、门诊部和特色专科医院，鼓励中医传承学制，您觉得对中医传承有什么帮助？

路　老：国家有决心发展中医药师承教育，增加多层次的师承教育项目，扩大师带徒范围和数量，将师承教育贯穿于临床实践教学全过程，以及全国老中医药专家学术经验继承工作中，同时按程序支持符合条件的继承人，以医古文代替外语作为同等学力考试科目申请中医专业学位。2017年国家就颁布了《中医医术确有专长人员医师资格考核注册管理暂行办法》，这意味着民间中医、中医医术确有专长人员，可以通过合法的途径取得医师资格。

中医诊所由审批制改为备案制，简化了办事程序，以前的中医诊所审批主要是前置审批，如今中医门诊部和中医诊所不作布局限制，取消具体数量和地点限制。据我所知，自2017年以来，已备案的中医诊所数量逐年增加，提高了中医药服务在基层的可及性，满足了百姓的医疗需求。这些都是在国家政策的扶持下落地开花的，也都充分表明了国家扶持中医药发展的决心和信心。在传承方面有政策，中医药就到了蓬勃发展的春天，我们中医人应该积极抓住这个好时代，切实把中医药这一祖先留给我们的宝贵财富继承好、发展好、利用好。

10. 冯　玲：作为国医大师，您一直全身心地投入在中医事业的发展
　　　　　中，并时刻关注着中医发展道路上的各种问题，您对将
　　　　　来中医传承教育有哪些建议？

　　路　老：《中医药发展战略规划纲要（2016—2030 年）》提出要
扎实推进中医药继承。首先，要加强中医药理论方法继承；其次，
要加强中医药传统知识保护与技术挖掘；最后，要强化中医药师承
教育。关于师承制度有明确的详解，即建立中医药师承教育培养体
系，将师承教育全面融入院校教育、毕业后教育和继续教育。鼓励
医疗机构发展师承教育，实现师承教育常态化和制度化。建立传统
中医师管理制度。加强名老中医药专家传承工作室建设，吸引、鼓
励名老中医药专家和长期服务基层的中医药专家通过师承模式培养
多层次的中医药骨干人才。

首先，我们应贯彻落实与教育有关的问题，明确教学目的，建立纯
中医实习基地，提高师资素质，加强师资临床水平；其次，应调整
各大中医院校中西医课程比例及开课时间先后，增加临床教学课
时，提高学生动手能力；再次，中国目前缺乏中医中专教育，中医
教育存在断档，应酌情增加中医中专教育，为农村定向培养人才；
最后，真正落实名老中医经验继承工作，将师带徒、师承制博士
后、名老中医工作室等诸多工作落到实处，尽快培养一批传统型、
创新型的优秀中医人才，为中医的振兴和发展贡献一份力量。

二、关于中医创新的专题访谈

中医药事业的发展，继承是前提，创新是契机。路老常说，继承不是守旧、刻板，创新也不止是现代科技。创新是中医药发展的关键，屠呦呦研究员带领的团队从古方中受到启发、找到灵感，用现代科技手段从青蒿中提取出青蒿素，获得诺贝尔生理学或医学奖，这是中医药在创新方面送给全世界的礼物。路老的谈话引发了我对中医创新的些许思考，特就此论题对路老进行了如下的专题访谈。

1. 冯　玲：老师，关于中医传承我在学习中有所体会，而关于中医创新问题您又是如何看待的呢？可以从哪方面入手研究这个问题呢？

　　路　老：传承与创新要相辅相成。科班教育也好，师带徒也罢，都需要继承以"理、法、方、药"为指导的中医学术体系思想，以临床疗效为目标，提升中医认知能力、诊疗能力、组方能力及临床疗效。关于创新，说起来很宽泛，但事实上，从各个角度都能寻找到中医创新的方向。例如新型冠状病毒感染，是全新的疾病，古籍上没有记载，那怎么办呢？张伯礼、黄璐琦、仝小林3位院士，依然可以从古典医籍中挖掘精华，在传统方剂中寻找灵感，在现代科技中攻关突破，创造性、高效率地筛选出"三药三方"，为抗击疫情作出了重要贡献，这是中医治法的创新。再比如，腕踝针、腹针、针刀等疗法，都是在传统针灸理论及技术的基础上发展而来的新疗法，临床疗效均得到了很好的验证，这是治疗手段的创新。

　　只有真正掌握了中医的本质，才能在继承创新的时候保持中医的原汁原味，不离本源。扎实的中医基础，是创新的前提，遵循中医药发展规律，立足根基，挖掘精华，保持特色，中医药才能根深叶茂、生生不息。

2.　冯　玲：中西医结合，应该是近代医学界的一大发展，中医的创新是否就在于中西医结合呢？

　　路　老：西医在我国广泛传播和发展以后，对中医界确实产生了很大的影响，1890 年洋务派首领李鸿章最早提出"中西医汇通"观点，一批学贯中西的人士开始了这方面的探索。现代一些中西医结合医家也在沿用类似的研究方式，他们以西医的解剖生理、实验数据来印证中医的理论，试图以西医药之长，补中医药不足。但我认为这种想用西医把中医改造得"现代化"的中西医结合模式是行不通的，因为中医基础理论是中医学的根，中医基础这个根系是否发达，将会直接影响中医这棵大树的生长，而中医理论的核心是整体观和辨证论治，很难用现代医学实验证实、分析还原的方法，客观、规范、定量、精确地将中医的概念、理论作客观化、定量化转移。中医很难成为一门物质结构明确、实验指标客观、数据精确、标准具体的科学。中西医结合无法从理论上融合，两者思维模式不一致，但临床应用可以相互结合，并不是说创新就非要融合在一起。

中医几千年的历史，从来就不是故步自封的历史，其内涵不断在丰富和进步。科学家应通过对中医本质的深入研究，逐步突破中西医学之间的壁垒，创造 21 世纪新的医学，这种医学既高于现在的中医，也高于现在的西医。其实，不管是西医，还是中医，它们所针对的都是同一个生命体，最终会有一个统一的认识。尽管两者的沟通有一定的困难，但它们的统一是大势所趋、不可改变的。只要我们能够充分利用西方医学现有的知识，向内挖掘东方医学的核心原理，就能扬长避短，优势互补，创造一门新兴的统一的医学体系。这种统一不仅能够沟通和完善中西医之间的理论与实践，从而更大限度地造福人类，而且将成为现代自然科学的突破口，推动整个科学体系的一场革命。

3. 冯　玲：您认为中医与西医最大的差别是什么？

路　老：中医、西医是完全不同的学术体系，在基本概念、理论等方面的差异是客观存在的，两者不能混淆，也不能简单地判定其是非优劣。其根本分歧在于它们是在不同的文化背景和哲学基础上产生的医学。物质实体是西方哲学最核心的范畴；相反，中国古代哲学不重物质实体，而重整体关联。西方现代医学主体模式是把人体视为一个孤立的封闭系统与其生存环境中的致病因子相抗衡，对外采取化学杀菌、抑菌方法，对内用手术刀剥离、清除病灶，因此又可以简称为对抗医学。与西医的主体模式相反，中医把人体看作是一个与外在世界变化对立统一的整体，中医认为人与自然、人与社会是一个相互联系、不可分割的统一体，人体本身也是一个有机的整体，其思维方式不是简单的非此即彼，而是强调此离不开彼、彼离不开此，注重整体关联。它是从整体生命观出发构建的一整套理论和方法。在这个系统整体中，内在各个部分之间的不平衡被认为是人体疾病产生的根本原因，因此中医的治疗原则就是"阴平阳秘，精神乃治"，这是一种顺应自然、顺应人体本身的王道疗法。相比之下我更推崇中医的治疗原则。

4. 冯　玲：我自己的专业方向是心血管疾病研究，在这个领域，西医发展很快，从支架到搭桥，从换瓣到心脏移植，确实挽救了很多人的生命，但心脑血管疾病仍然排在疾病死因的前列，您是怎么看待西医发展的？

路　老：不可否认，近些年西医在治疗急性心血管疾病方面有了突飞猛进的发展。对于急性心肌梗死，现在可以紧急放支架，恢复局部血管通畅度，改善缺血。支架也从可能会引起周围瘢痕组织增生的金属支架，发展到药物涂层支架，听说现在在大力发展生物可吸收支架，确实能让很多患者受益。但我们中医在这些领域并非没有优势，现代慢性病多属于整体性疾病，病因复杂、隐匿，病变涉及脏器广泛。因此，用包括手术和药物在内的、固定的、规范的生物医学模式的已知诊治方法，只能做到治病，却达不到防病。中医早就有"上工治未病"的记载。现代社会高度紧张的工作节奏，广泛而频繁的人际交往，饮食结构的不合理改变，运动的缺乏，大气环境的污染等，都是导致疾病的新的致病因素，而中医立足于自然过程和生命过程，并在此基础上所形成的理论，以及多种药物与非药物防治疾病之法，无论是在治疗现代难治病方面，还是在康复保健方面，都有着明显的优势。

5. 冯　玲：您认为有哪些限制中医发展的因素？

路　老：钱学森院士曾经指出：中医的理论完全是宏观的、整体的理论，它没有分析，没有深入到人体的结构、各部位、细胞和细胞以下，所以它的优点是整体观，但是它的缺点也是因为它仅仅有整体，就整体论整体。我完全赞同这个观点，中医理论长期以来没有多大创新，传统的中医诊断主要是依靠望、闻、问、切四诊合参来获取临床资料，与科技飞速发展的现代社会格格不入；另外，中医是实践性很强的学科，理论学习指导实践，从实践中印证理论并加深对理论的理解。在临床诊疗中，根据患者差异，创造性地使用前人的理论和经验，才能针对个体制订出有效的治疗方案，临床医师辨证分析后进行治疗的主观性和局限性也限制了中医发展。因此，中医必须与时俱进，创新是我们面临的一个艰巨任务，否则，中医在西方医学的强烈冲击下会越来越萎缩。

6. 冯　玲：现在我们国家从上到下，从政府到百姓，都在大力宣传中医，弘扬中医，这是否为中医的创新和振兴提供了很好的契机？

路　老：政府对中医的支持力度不断加大，2016年国务院印发的《中医药发展战略规划纲要（2016—2030年）》绘制了中医药事业振兴发展的路线图。中医药政策法规体系逐步形成，成为护航中医药事业发展的有力支撑。

2017年7月1日正式施行的《中华人民共和国中医药法》是中医药事业的"地位法"，是中医药发展的"保障法"，是中医药工作的"责任法"，用一句话概括，就是让中医药发展从此有法可依。中医诊所由原来的审批制变成备案制，对于民营医院的发展是非常利好的消息；中医专长考核的设置，让有一技之长的民间中医可以合法行医。《中华人民共和国中医药法》的颁布实在是鼓舞人心！

中共中央、国务院《关于促进中医药传承创新发展的意见》对中药质量及监控管理提出指导性意见，明确提出"优化基于古代经典名方、名老中医方、医疗机构制剂等具有人用经验的中药新药审评技术要求，加快中药新药审批"。这为提高中药智能制造水平指明了方向，为促进中医院院内制剂的审批打开了政策之门。中医院的院内制剂是中医药特色的体现，也是新药创制的基础，党和国家高度重视中医药事业发展，对中药新药的审批管理也作出了相应的调整，鼓励院内制剂成为上市新药；成立古代经典名方中药复方制剂专家审评委员会，实施简化审批流程，为中药院内制剂的入市开辟了便捷通道，推动古代经典名方中药复方制剂研制。这一系列政策的支持，为我们这代中医人创造了前所未有的中医药发展环境。

7. 冯　玲：您认为中医的创新模式有哪些？

路　老：围绕中医药的创新出现了较大的争论，一种说法认为，中医学要现代化就要现代科学化，就要丢弃自己的特色；而如果不现代化，在现代科学技术面前又难以保持自己的优势。另一种说法主张必须认真学习西医，准确把握研究的契入点，建立中医形态学，要对自己现有的理论体系作一番重构，真正将现代科学包括现代医学纳入到中医的理论体系来。理论创新应该是中医创新的最核心内容，也是最复杂的内容。首先，中医学必须突破原有框架，通过继承与创新，充分阐明理论的科学内涵，并从大量新事实、新经验的积累中进行理论的总结与升华，产生新理论，实现对传统理论的超越；其次，诊断方法的创新，就是充分利用现代科技弥补四诊的不足，全面引入现代医学的检测方法，如 CT、MRI 等影像学技术，建立传统与现代相结合的"双轨式"的诊断体系，并进一步使四诊信息标准化；最后，中药改进的方法目前已逐渐增多，新型产品处处可见，如中药西制、中药颗粒剂、中西药复方制剂等，一些制法可能适合现代用药的方式，但不一定符合世界发展的需要，中医药的创新、改进，必须要坚持中医理论为指导，保持中国医学特色，才能适应其在世界的发展。

8. 冯　玲：现代中医的科研往往借鉴西医的实验方法，如动物模型、精密的观测仪器、精确的数据统计等，您认为这种科研方法的改变是中医的创新吗？

路　老：我不反对这种研究方法，但前提是要符合中医自身发展的规律，如果动物实验结果与中医的理论和临床经验相吻合，无疑进一步证实了中医的科学性和有效性。但是我们不能完全根据动物实验的结果就否定或肯定原本中医理论的科学性和临床经验的有效性。因为中医历经几千年的历史一直延续至今，可以说，它是建立在几千年来对人的"试验"基础上的，应该比动物实验更有说服力。

中医循证医学的证据不足，不能让广大的科学家所接受，现在大家也在向循证的方向努力。2019 年 3 月 12 日，中国中医药循证医学中心在北京揭牌成立，会陆续开展循证中医药学研究、方法共识、标准制订、临床评价、证据样本管理、证据信息服务等工作。其实早在这之前，中医药已经提供了一批高级别的证据，在国内外都引起了反响。例如，由中国中医科学院刘志顺教授牵头完成的新研究——电针对女性压力性尿失禁漏尿量疗效的随机临床试验，其相关结果在国际顶级医学期刊《美国医学会杂志》（*The Journal of the American Medical Association*）上发表，彰显了中医针灸的巨大潜力和价值。前几年，你向我介绍了真实世界研究，真实世界研究更契合中医"整体观念"及"辨证论治"的基本特征，有利于保存中医特色，我期待在这个领域中医可以取得更优秀的成果。

9. 冯　玲：在中医的创新中，您是怎样看待人才培养的？

路　老：中医创新要处理好中医思维和现代科技的关系。要不断优化知识结构，衷中参西，在掌握中医思想、技术、方法的同时，加强对现代医学理论和方法的学习，善于运用现代先进技术和方法发展中医药。注重培养传统型中医人才的创新思维，不能学了现代科技，丢了中医理论。中医传承是创新的根本，传统中医也可以创新，比如对活血化瘀治则的研究可以说比以前任何一个时代做得都好，这就体现了中医的发展。再比如，随着经济的发展、饮食结构的变化，冠心病、糖尿病等代谢性疾病越来越突出，这就为脾胃论的发展提供了很好的契机。现代高层次的中医人才应该既懂西医，又精通中医，而且我们不能故步自封，应该敞开大门，吸收多学科的研究人员共同研究中医，才能使其更加发展壮大。

咱们中国中医科学院始建于 1955 年，前身为原卫生部中国中医研究院，2021 年 4 月 22 日，中国中医科学院与苏州市人民政府签署全面战略合作协议，共同建设中国中医科学院大学，这对新时代中医药事业传承创新发展意义重大且非常及时，是对中医药人才培养模式改革的一次有益探索。

10. 冯　玲：您在临床实践中是如何不断创新的？

路　老：也谈不上大的创新，我只是在临证时善于观察、思考，不断总结，于是形成了自己的学术理论。例如在 20 世纪 80 年代，我为几位新疆的患者治疗胸痹时，发现他们过食牛羊肉等肥甘之品，故采用芳香化浊法随证加减治疗，效果很好。随着采用此法治疗有效个案的逐渐积累，初步形成了祛湿化浊的学术观点。到了 20 世纪 90 年代的时候，通过课题研究，陆续总结了通过调理脾胃治疗胸痹的方法，并在研究的过程中发现调理脾胃、祛湿化浊可以降低患者的血脂水平，就这样一步一步完善了这个理论。既往治疗胸痹，往往是从活血祛瘀入手，现代人嗜好肥甘厚味，脾胃出问题的人很多，通过调理脾胃治疗胸痹，是从疾病源头着手，是新的学术理论，这也是通过在临床中勤思考发现的。

随着生活环境和疾病模式的变化，诊疗思路也应当更新和变化。现代湿病增多，尤其是产生内湿的情况增多。随着生活水平的提高，人们的生活环境大大改善，"久居湿地"的情况减少，冬天有暖气，夏天有空调，使得环境的四季差异已经不是很明显，但嗜食肥甘厚味造成的脾胃损伤反而使内湿逐渐增加，且"内伤脾胃，百病由生"，因此治湿与调理脾胃成为我临床中最常用的方法。《黄帝内经》中说"四季脾旺不受邪"，只有脾胃健旺，才能气血充盛，五脏得安。

我通过总结新时代内伤脾胃的病理机制，提出新时代调理脾胃法的核心——"持中央，运四旁，怡情志，调升降，顾润燥，纳化常"的十八字诀，这样可以将脾胃学说、胃腑学说、肝脾学说、络病学说、升降理论、润燥理论、气血痰湿理论等有机地结合在一起，也就形成了一个中医的完整体系。只有多临床、勤思考，才能从基于临床的角度做到创新。

三、关于《黄帝内经》脾胃学术思想及传承的访谈

　　脾胃学说思想是中医学理论中重要的组成部分，其肇始于两千多年前的《黄帝内经》时代。《黄帝内经》重视和强调脾胃的功能和作用，如《素问·太阴阳明论》总结脾胃的生理病理特点，提出了"阳道实，阴道虚"的观点；《素问·六节藏象论》强调脾胃与四时的关系；《灵枢·厥病》中提出了"脾心痛""胃心痛"等病名，强调脾胃与其他脏器的关系等。概言之，《黄帝内经》从解剖、生理、病理、证治等方面全面总结了脾胃的功能，形成了以脾胃为中心的脏腑学说。这些都对路老脾胃思想的形成产生了重要的影响，今将其勾勒成文，详述于下。

1. 冯　玲：您认为《黄帝内经》中，对脾胃的认识是从哪些部分体现的？

　　路　老：首先是对脾胃解剖结构的认识，《灵枢·经水》中说"八尺之士……其死可解剖而视之"，说明在两千多年前，古人已经对于人体结构有了直观的观察，对于脾胃的认识亦源于这种直接观察，如《素问·太阴阳明论》中说"脾与胃以膜相连耳"；《灵枢·肠胃》中说"六腑传谷……唇至齿……齿以后至会厌……咽门……至胃长一尺六寸；胃纡曲屈，伸之，长二尺六寸，大一尺五寸，径五寸，大容三斗五升"；《灵枢·平人绝谷》中说"胃大一尺五寸，径五寸，长二尺六寸，横屈受水谷三斗五升，其中之谷，常留二斗，水一斗五升而满"；《灵枢·经脉》中说"脾足太阴之脉，起于大指之端……入腹，属脾络胃……其支者，复从胃，别上膈，注心中"。这是早在两千多年前，人们对于脾胃解剖位置和结构的观察，正是这种直接的观察，为以后正确认识脾胃的功能作用提供了条件。以现代解剖学理论来看，《黄帝内经》所述之脾胃，是一个

具有具体解剖学部位和结构的形态学实体，与现代解剖学中的脾胃相似。

2. 冯　玲：老师，大家都知道脾胃为中焦，是气血生化之源，共同承担着化生气血的重任，是后天之本，这究竟是怎样一个过程呢？

　　路　老：脾胃运化水谷精微。《素问·灵兰秘典论》说："脾胃者，仓廪之官，五味出焉。"《素问·玉机真脏论》说："五脏者皆禀气于胃，胃者五脏之本也。脏气者，不能自致于手太阴，必因于胃气，乃至于手太阴也。"《素问·经脉别论》中说："食气入胃，散精于肝，淫气于筋，食气入胃，浊气归心，淫精于脉。""饮入于胃，游溢精气，上输于脾，脾气散精，上归于肺，通调水道，下输膀胱，水精四布，五经并行。"这是对脾胃运化水谷功能较为全面的认识。五脏的功能活动，便是以其所藏精气为物质基础，而此精气的来源为脾胃。故明代李中梓在《医宗必读·肾为先天本脾为后天本论》中言："一有此身，必资谷气，谷入于胃，洒陈于六腑而气至，和调于五脏而血生，而人资之以为生者也，故曰后天之本在脾。"

　　脾胃为生血之源。《灵枢·营卫生会》曰："中焦亦并胃中，出上焦之后。此所受气者，泌糟粕，蒸津液，化其精微，上注于肺脉，乃化而为血。"血液是由食气入胃，经胃下送至小肠，再经小肠受盛化物，泌别清浊，清者由脾转输心肺气化而成。《灵枢·决气》说"中焦受气，取汁变化而赤，是谓血"，故后世言脾为生血之源。

3. 冯　玲：《黄帝内经》中说"脾为之使，胃为之市"，"使"是佐使之意，胃纳水谷，无物不容，故为之集市，那么脾胃的关系到底是怎样的呢？

路　老：《素问·刺禁论》中说"脾为之使，胃为之市"。"使"者，五脏佐使之意，脾为之"使"即说明脾的重要作用，是将精微营养转输其他脏器，为人体的功能活动提供营养供给。脾者"后天之本"，所谓"本"即根本之意，人之功能活动全赖气血之充盈，而气血之源为脾胃。胃为之市，"市"有集市、集散之意，这形象地说明了胃的受纳腐熟的作用。

《素问·五脏别论》言"六腑者，传化物而不藏，故实而不能满也。所以然者，水谷入口，则胃实而肠虚；食下，则肠实而胃虚"，明确地说明了胃具有通降的作用。后世将脾胃的这种生理特点总结为"脾主升清，胃主降浊"，两者一阴一阳，一升一降，共同完成水谷精微的消化吸收。若两者功能失调，脾不升清，则轻清之物无以运化全身，或胃气不降，则重浊之物不能排泄于体外，积于体内而病症丛生。胃气不降或胃气上逆的病症，皆由脾胃功能失调，清浊不分，升降失和所致。正如《黄帝内经》所言："清气在下，则生飧泄，浊气在上，则生膜胀。"不仅如此，脾胃也是全身气机升降之枢纽。《素问·刺禁论》中说："肝生于左，肺藏于右，心部于表，肾治于里，脾为之使，胃为之市。"《医学求是》云："五行之升降，以气不以质也，而升降之权，又在中气……水火之上下交济者，升则赖脾气之左旋，降则赖胃土之右转也。故中气旺，则脾升而胃降，四象得以轮旋。"通过脾胃回旋转运、变化于中的作用调节人体气机的运动。脾胃居于中州，两者一升一降，成为气机升降的枢纽。

4.　冯　玲：老师，您通读《黄帝内经》多遍，亦是治疗湿病的大家，《黄帝内经》中描述脾胃和湿病的关系是怎么样的呢？

路　老：我从《黄帝内经》中得到了很多关于脾胃运化失司，湿浊内生的感悟，所以这个问题，我从"脾病则生湿，湿盛则肿"的角度说一下。"脾气散精，上归于肺……水精四布，五经并行"，明确地描述了水液的代谢过程与脾有很大的关联，脾气通过升散精微，从而营运全身，同时脾还与其他脏器一起，共同完成水液的代谢。若脾气虚弱，运化失调，精微物质不能得以运化全身，四肢肌肉不能得以营养，同时水液代谢异常，则产生水肿。在治疗一些水肿性疾病的时候，可以通过健运脾气的方法达到利湿消肿的目的，从而发挥治疗作用。

从《黄帝内经》部分篇章的描述中，我们可以发现，湿邪除了外感以外，亦可由体内产生，尤其是注意到不良的饮食习惯也可产生湿邪，这在当时是非常难能可贵的。《素问·奇病论》提出以具有醒脾化湿作用的佩兰治疗脾湿中满的"脾瘅"病时说"此人必数食甘美而多肥也，肥者令人内热，甘者令人中满，故其气上溢……治之以兰，除陈气也"，这说明《黄帝内经》早已认识到"数食甘美而多肥"者易生湿。这是因为肥甘的食物，性质滋腻，不易为脾胃所消化，反易妨碍脾胃的运化，产生湿邪。在现代社会，随着人们生活水平的日益提高和饮食结构的改变，过食肥甘厚味之人日多，因此，《黄帝内经》的这一认识即使到今天，也有现实的指导意义。

5. 冯　玲：老师，"脾主四肢肌肉"，脾的功能失调，对四肢肌肉及人体的其他脏器有什么影响呢？

路　老：脾病则四肢失养，九窍不通。《素问·太阴阳明论》中说："四肢不得禀水谷气，气日以衰，脉道不利，筋骨肌肉，皆无气以生，故不用焉。"《素问·通评虚实论》中说："头痛耳鸣，九窍不利，肠胃之所生也。"《素问·玉机真脏论》中说："其不及，则令人九窍不通。"人体的肌肉、四肢、九窍皆需精微物质来濡养，才可以发挥正常的功能作用，而精微物质的运化则是通过脾的升清作用。如果脾的升清作用不足，四肢肌肉失养，则生痿证；头目清窍失养，而生头晕、耳鸣诸症。

脾气虚则诸脏受损。人体四肢五脏之营养，皆由脾所化之精微来供给，若脾气一虚，则人体四肢五脏的营养供给不足，其功能的发挥必然会受到影响。《灵枢·终始》中说："阴阳俱不足……可将以甘药。"甘味之药具有补益之性，大都入脾胃，可以起到补脾益气的作用。通过补益脾胃之气，增强脾胃运化精微的功能，全身营养的供给得到加强。

6. 冯　玲：在学习《黄帝内经》的过程中，我有一处不是很明白，《素问·太阴阳明论》曰"阳者，天气也……故阳道实，阴道虚"，历代医家对"阳道实，阴道虚"的注解不一，您是怎样认为的呢？

路　老：《素问·太阴阳明论》中说："阳道实，阴道虚，故犯贼风虚邪者，阳受之；食饮不节，起居不时者，阴受之。阳受之则入六腑，阴受之则入五脏。入六腑则身热，不时卧，上为喘呼；入五脏则䐜满闭塞，下为飧泄，久为肠澼。"阳者，阳明胃腑；阴者，太阴脾脏。胃者其气以降为顺，输送糟粕以下行于外，若腑气不通，浊阴不降，则壅滞于内，易从燥化热，而现身热大汗等阳明腑实之证；脾者主运化精微，其气以升为顺，若其运化失健则精微不运，湿浊内生，脾喜燥恶湿，湿困脾阳，则脾气更虚，故脾病多虚、多寒，而现腹胀、腹痛、乏力、肢冷等症。"阳道实，阴道虚"是对脾病多虚、胃病多实病理机制的高度概括，在治疗时胃病多泻实，脾病多补虚。

7. 冯　玲：路老，《黄帝内经》中有条文说"平人之常气禀于胃。胃者，平人之常气也，人无胃气曰逆，逆者死"，这肯定了脾胃的重要性，我们应该怎样理解这句话呢？

路　老：这体现了古人对诊治的认识。在疾病诊断时将胃气的有无作为疾病顺逆的标准，这一观点首先体现在脉诊中。如《素问·平人气象论》中说:"春胃微弦曰平,弦多胃少曰肝病,但弦无胃曰死……夏胃微钩曰平,钩多胃少曰心病,但钩无胃曰死……长夏胃微耎弱曰平,弱多胃少曰脾病,但代无胃曰死……秋胃微毛曰平,毛多胃少曰肺病,但毛无胃曰死……冬胃微石曰平,石多胃少曰肾病,但石无胃曰死。"所谓"胃"者胃气也,正如《素问·平人气象论》所言:"人以水谷为本,故人绝水谷则死,脉无胃气亦死。所谓无胃气者,但得真脏脉,不得胃气也,所谓脉不得胃气者,肝不弦、肾不石也。"脉者心之所主,心之所养者血,血之大源在脾胃。因此只要脾胃健运,气血充盛,而脉有胃气,即使有病,也会痊愈。不仅如此,在其他诊法中也强调胃气的有无。如《素问·五脏生成论》中说:"凡相五色之奇脉,面黄目青,面黄目赤,面黄目白,面黄目黑者,皆不死也。面青目赤,面赤目白,面青目黑,面黑目白,面赤目青,皆死也。"何以面黄而不死?王冰注曰:"凡色见黄,皆为有胃气,故不死也。""无黄色而皆死者,以无胃气也,五脏以胃气为本,故无黄色,皆曰死焉。"由此可以看出脾胃对于人体生命活动的重要性,正所谓"有胃气则生,无胃气则死"。

8. 冯　玲:路老,在跟随您出诊的过程中,我发现您治疗"胸痹心痛"常常从脾胃入手,而现在主流的治疗胸痹心痛的治法往往与"活血祛瘀""化痰通络"密不可分,您仅从调理脾胃就能取得如此好的临床效果,是为什么呢?

路　老:心痛,即现代医学所言"冠心病",其形成多因气滞、血瘀、寒凝等因素导致心脉痹阻不通。心、肝、脾、肺、肾五脏气机功能失调均可导致心脉的循行异常而出现心痛之证。

五脏心痛皆与脾胃相关。脾胃者,后天之本,人体气机之枢纽,脾胃运化失常,则人体气机逆乱,而诸证丛生,如《灵枢·厥病》中说"厥心痛,痛如以锥针刺其心,心痛甚者,脾心痛也",提出了脾心痛的概念。脾心痛虽痛在心，然其病机与脾胃运化失调相关，何以脾胃会影响到心之变化？《灵枢·经脉》中说"脾足太阴之脉，起于大指之端……其支者，复从胃，别上膈，注心中"，记述了脾足太阴之脉其支者与心相连。因此，可由脾病之邪上乘于心或寒逆中焦而致心痛，不仅如此，肝、胃、肾、肺皆可致心痛。如《灵枢·厥病》中说，"厥心痛，色苍苍如死状，终日不得太息，肝心痛也"，"厥心痛，腹胀胸满，心尤痛甚，胃心痛也"，"厥心痛，卧若徒居，心痛间，动作，痛益甚，色不变，肺心痛也"，"厥心痛，与背相控，善瘈，如从后触其心，伛偻者，肾心痛也"，分别提出了肝心痛、胃心痛、肺心痛、肾心痛等症。

肝心痛、胃心痛、肺心痛、肾心痛虽如此称之，然究其病机均与脾胃相关。因肝者，其性属木，藏血，主疏泄；脾性属土，统血，主运化。木有疏土之功，土有培木之德，肝木可促进脾胃之运化，而脾胃为气血之化源，脾胃健运，气血充盛则肝有所主，若脾胃失健，气血乏源，而肝无所主而使肝之疏泄失常，而有肝心痛之证。肾者先天之本，主藏精；脾者后天之本，主运化。肾所藏先天之精需脾胃所运化之后天之精微补充，若脾胃运化失常，气血之化源不足则先天之精不能得以补充，若肾精不充，精不化血，则有肾心痛之证；肺者主肃降，脾者主升清，脾所运化之水谷精微上输于肺，经肺之肃降以运化全身，以供全身营养所需，若脾失健运，升清无力，肺之肃降失调，精微不得以运化全身，而有肺心痛之证。综上所述，五脏心痛虽起源不同，然究其根本原因在中焦脾胃，故临床从脾胃入手，治病求本，可以获得满意疗效。

9. 冯　玲：脾胃为气机升降的枢纽，《黄帝内经》中记载的情志致病亦有气的升降失常问题，您认为这与脾胃的关系是怎样的呢？

路　老：人的情志是疾病产生的重要因素，《黄帝内经》中有"怒则气上""惊则气乱""恐则气下""思则气结""悲则气消""喜则

气缓"的论述。人之情志为肝所司，肝在五行中属木，主疏泄，有
促进脾土运化的功能，故有"木能疏土""土壅木郁"等明确两者
之间关系的记载。如果人体精神活动正常，可以促进脾胃的生理功
能，增加胃肠蠕动，加快脾的吸收、转化精微且向周身输布。而情
志失调则易引起胃气停滞、胃蠕动减慢，使消化能力下降，出现脘
痞胀满、呃逆嗳气等表现，久之则导致脾胃升降失常，机体新陈代
谢紊乱，痰、火、气、血、湿、食郁积互结，上壅清窍、下闭二
便，而脏腑功能低下最终导致机体的病变。现代人生活节奏过快，
竞争激烈，生活压力增大，使人体情志失调，从而影响脾胃的运
化，产生诸多病变，在临床中要重视肝脾同调。白芍、郁金等柔肝
养阴之品，与白术、茯苓、甘草等益气健脾之品同用，共奏肝脾同
治之效。

10. 冯　玲：您总结的调理脾胃的十八字诀"持中央、运四旁、怡情
　　　　　　志、调升降、顾润燥、纳化常"，首先就是"持中央、运
　　　　　　四旁"，强调脾胃对其他脏腑的核心作用，您能具体说一
　　　　　　下您的学术观点吗？

　　路　老：我认为脾为五脏之本，脾胃者，一纳一化，一阴一阳，
一升一降，而在此升降纳化之中将人体所摄入的水谷之物化为精微
之物以滋养机体五脏六腑，故称"脾胃为后天之本"。《黄帝内经》
中也有"脾脉者土也，孤脏以灌四傍者也""脾者土也，治中央，
常以四时长四脏"等论述，都体现了脾胃的核心作用。我继承了这
种思想，提出了"持中央、运四旁、怡情志、调升降、顾润燥、纳
化常"的观点，同样强调脾胃对于人体诸脏的核心作用。心主火属
南，肾主水属北，肺主金属西，肝主风属东，脾主湿属中央。"持
中央"，"持"是立足、掌握、把握、固守的意思，即立足于中央脾
胃；"运四旁"，"运"是灌溉、通达、运输、运送的意思。四旁是
一个相对的概念，五脏、六腑、四肢、经络、筋脉相对于"中央"
脾胃统称为四旁。脾胃为后天之本，运化"水谷、水液和津液"三

类物质，化生气、血、营、卫、津、液、精、髓、骨、脉等，将营养物质输送到各个脏腑、组织、器官、孔窍、腔隙等。

"持中央，运四旁"就是始终围绕中央脾胃的特性和生理功能，结合脾胃与四脏等其他各脏腑的生理病理关系，治疗与脾胃相关的各种疾病。"怡情志"，即和悦精神情志；"调升降"，即调畅气机升降出入；"顾润燥"，即照顾脾喜燥、胃喜润的生理特性，用药润燥相宜。只有"持中央，运四旁，怡情志，调升降，顾润燥"，脾胃的功能才能正常，即"纳化常"。所以临证每每从脾胃而论，而且屡见奇效。若气血不足，持中央以生养血气；五脏不足，持中央以滋养五脏；肌肉病变，持中央以生长肌肉；筋脉病变，持中央以束利机关；孔窍病变，持中央以通利孔窍；经脉病变，持中央以滋养脉络。

四、关于《伤寒论》传承的专题访谈

　　《伤寒论》是中医临床医学的奠基之作，是张仲景在继承《黄帝内经》等古典医著的基础上，结合临床和当时的社会背景撰写而成。在临证之余，路老时常谈起《伤寒论》对其学术思想的影响。学生冯玲根据相关内容，整理专题访谈如下。

1.　冯　玲：老师，您常教导我们应反复研习中医经典，被后世誉为"方书之祖"的《伤寒论》更是中医临床经典中的瑰宝，您认为其中对您影响最大的学术思想是什么？

　　路　老：张仲景所著的《伤寒论》是中医临床的经典之作，其提出的辨证论治、固护阳气等思想对于后世影响深远，亦使我受益颇丰。其中对我临证思路和遣方用药影响最大的当属其脾胃学术思想。《伤寒论》充分吸收和继承了《黄帝内经》的脾胃学术思想，并将其与临床实践相结合，是中医学脾胃学思想的具体应用和发展，是与临床相结合的产物。在《伤寒论》中虽无脾胃学专篇，但其顾护和调理脾胃的思想却贯穿始终，如桂枝汤证方后煎服法中，仲景提示药后当啜热稀粥以资汗源，防止伤及脾胃阴液；又如泻心汤类证提出"辛开苦降"以运化脾胃的思想等，至今对于临床仍然有着重要的指导意义。

2.　冯　玲：正如您刚才所言，仲景对于中焦脾胃的运化功能十分看重，《伤寒论》作为外感病的奠基之作，您认为其脾胃学术思想有哪些指导意义呢？

　　路　老：《伤寒论》全书以六经辨证论外感，强调疾病中正气的盛衰对病邪进退的影响，尤重营卫之气的强弱，而营卫二气皆源于脾胃所化之水谷精气。仲景深谙其旨，因此，用药以顾护脾胃之气为要。《伤寒论》全书载方112首，仔细分析其中用药特点会发现诸如人参、白术、生姜、大枣、甘草、粳米等有顾护脾胃功能的药物使用频繁。比如桂枝汤，它作为伤寒论的第一方充分体现了仲景的这一辨治思想，方中以桂枝、芍药调和营卫的同时，加生姜、大枣、甘草补脾土以资化源，脾土得充则营卫相偕，可使外邪不侵。同时，其对内伤杂病亦有指导意义，清代徐彬认为此方"外证得之，解肌和营卫，内证得之，化气调阴阳"。营卫与阴阳均有赖于脾胃之运化，脾胃充足则清阳得升、浊阴得降，一升一降则阴平阳秘，病安从来？因此，不论是调营卫或是调阴阳，仲景均以调和脾胃为其论治之要。

3. 冯　玲：在疾病的发展过程中，《伤寒论》将"胃气"的有无作为判断疾病预后转归的重要依据。对此您是如何看待的？

路　老：《黄帝内经》认为"脉有阴阳，知阳者知阴，知阴者知阳，凡阳有五，五五二十五阳。所谓阴者，真脏也，见则为败，败必死也。所谓阳者，胃脘之阳也……三阳在头，三阴在手，所谓一也"，提出了以胃气为本的思想。仲景继承和发展了《黄帝内经》的思想，在辨治中时时注重固护胃气，如白虎汤证中以粳米、甘草培土以防石膏、知母苦寒害胃。同时，仲景进一步提出将胃气的有无作为疾病转归的重要依据。如在《伤寒论》第256条中说："阳明少阳合病，必下利。其脉不负者，为顺也；负者，失也。互相克贼，名曰负也。"我对于仲景此论较为赞同。阳明者，脾胃土也，少阳者，肝胆木也。阳明少阳合病者，两阳相争于内，邪热蒸腾，肝胆木克脾胃土，胃土失司，而见下利之证。若其脉仍有冲和之象，是木虽克土，然胃气未伤，故顺而无害；若其脉弦细，劲急如新张弓弦，或如循刀刃，是胃气衰败之象，是疾病恶化的表现。

4. 冯　玲：学生研读《伤寒论》时，发现仲景对于汗、吐、下三法的使用十分谨慎，多有较大篇幅论述。您是如何看待的？

　　路　老：我十分认同仲景对于慎用汗、吐、下三法的论述。此三法易伤津耗液，内损脾胃，因此在临床的应用中我也非常谨慎。在下法的应用上，我认为非阳明腑实见"热结旁流"诸证者不可应用，见此诸证时需用"急下存阴"之法，迅速通畅肠道，以保存津液。论及下法，因多需使用苦寒峻猛之剂，用之则易内损脾胃，即伤脾阳，久之则胃阴亦亏。再比如对于汗法的应用，若非风寒表实者，断不可用之。发汗诸药，多属辛燥之品，易损胃之阴液而影响脾胃的运化。因此，我在仲景顾护人体脾胃之阴液的基础上，结合自己的临床体会提出了"顾润燥"的学术思想。对于吐法，《伤寒论》中只有三条运用了吐法，足见仲景对于吐法是非常谨慎的。如第 166 条瓜蒂散方后说："不吐者，少少加，得快吐乃止，诸亡血虚家，不可与瓜蒂散。"吐之过甚则损伤脾胃，证之临床，有许多呕吐的患者，都有不同程度的脾胃受伤。因此，我在临证中对于吐法亦较少使用。

5. 冯　玲：老师，在临证中我们时常会遇到患者有便秘的症状。您刚才也谈到了仲景慎用汗、吐、下三法的原因。那么对于一个便秘的患者，在临床上我们应该怎样更加全面地辨治呢？应该怎样使用下法呢？

　　路　老：对于便秘者应当立足脾胃以治之，首当辨清其虚实之性，因燥屎内结而成阳明腑实之证，此乃"胃家实"也，治之当运脾和胃，消积导滞；同时，亦有因脾阳不足，运化无力所致，治之当温运脾阳。临证应勿犯虚虚实实之戒。若为阳明腑实证，自当用下法攻之，但若为脾阳虚损之证，而用攻伐之法，则更戕害脾阳，而使病情加重。仲景提出可用少饮小承气汤之法以验证之，若得矢气者证明此乃"胃家实"，有燥屎内结，可攻之；若不得之，头硬后溏者，此为脾阳不足之象，不可用之；若攻之则"胀满不能食"，此为脾阳更加受损，可从太阴论治。在《伤寒论》中类似的条文还有很多，如第194条"阳明病，不能食，攻其热必哕。所以然者，胃中虚冷故也。以其人本虚，攻其热必哕"，第204条"伤寒呕多，虽有阳明证，不可攻之"，第205条"阳明病，心下硬满者，不可攻之"，第206条"阳明病，面合色赤，不可攻之"等，均在谆谆告诫后人，对于下法的使用，要慎之又慎，若误用之必然损伤脾胃，而致变证丛生。

6. 冯　玲：《伤寒论》中关于"泻心汤"的论述开创了"辛开苦降"法治疗脾胃病之先河。您是如何看待"辛开苦降"这一治则的？其对于脾胃相关疾病的治疗有何指导意义？

　　路　老：脾胃虽同居于中焦，然其性相殊，升降有别。脾为太阴湿土，喜燥恶湿，治之宜温散；胃为阳明燥土，喜润恶燥，治之宜清润。且脾气主升，胃气主降，两者一升一降，连通上下，故为人体气机升降之枢纽。因此，仲景在遣方用药时，充分考虑到脾胃的不同特点，创立了"辛开苦降"的治则，其中最具有代表性的方剂当属半夏泻心汤。《伤寒论》第149条说："伤寒五六日，呕而发热者，柴胡汤证具，而以他药下之，柴胡证仍在者，复与柴胡汤。此虽已下之，不为逆，必蒸蒸而振，却发热汗出而解。若心下满而硬痛者，此为结胸也，大陷胸汤主之。但满而不痛者，此为痞，柴胡不中与之，宜半夏泻心汤。"脾胃者，升降有别，若脾胃虚弱，升降失常，胃气不降而生内热，脾气不升而生寒，寒热错杂于中而有痞证，出现心下痞满不舒，上见呕吐痰涎，下见大便泄泻之症，故此时当寒热并调，故用以半夏泻心汤。方中以半夏和胃止呕，以芩、连苦寒以清热，以干姜辛热以散寒，以参、枣、草补益脾胃。从方中用药特点可以看出，其重点仍在调护脾胃，其核心特色在于承脾胃之生理特点，辛开苦降，升降相因，寒热并调，此对后世脾系病的治疗具有重大的指导意义。

7. 冯　玲：从您对于"辛开苦降"治则的分析中，我也更加感受到
　　　　　了仲景在治疗中强调顺应脾胃之性的治则特点。我在侍
　　　　　诊时也经常看到您使用仲景的泻心汤加减化裁，您能列
　　　　　举一二谈谈遣方用药的思路吗？

　　路　老：在临证中，对于仲景所创制的几类泻心汤，我确实经常运
　　　用。在辛开苦降治法的基础上，结合多年的临床实践，我提出了"调
　　　升降，顾润燥"的思想，如对现代所见白塞综合征，我多用甘草泻
　　　心汤合石斛、麦冬等滋阴润燥之品。此病的形成多因脾胃失调，湿
　　　热蕴结，郁久化热，热灼营血津液，肌肤黏膜失于濡润滋养，故治
　　　疗时当调和脾胃，恢复其升降运化之功。方中以甘草补中焦、益脾
　　　胃，使脾胃之气复职，既生化气血，又主持其功能。胃喜润恶燥，湿
　　　热之邪日久化热易伤胃阴，甘草泻心汤补脾益气有余，而润燥之性
　　　不足，故合石斛、麦冬等以滋养阴液。如此脾胃同调，补而不燥，润
　　　而不腻，相辅相成。再如对于慢性胃炎症见心下痞满不适者，在临
　　　证中我多投以生姜泻心汤治之，此多因情志失调、饮食劳倦等因
　　　素，使脾胃失调，中州失运所致。脾胃职司纳运，一润一燥，故在治
　　　疗时当需脾胃同治，润燥兼顾。生姜泻心汤中温燥之干姜、半夏与
　　　苦寒之黄连、黄芩同用，辛燥者开泻升散，苦寒者通降下泄，如此
　　　辛开苦降，合脾胃升降之枢，使脾胃纳运如常，诸证自消。

8. 冯　玲：老师，民间一直流传着"疾病三分治，七分养"的说
　　　　　法，《伤寒论》中仲景也十分注重服药后的调护，您是如
　　　　　何看待的呢？

　　路　老：我对此较为赞同，药后调护对疾病的预后的确有着重要
　　　意义，《伤寒论》对于疾病的药后护理也是以顾护脾胃为重点的，
　　　其最具有代表性的就是药后饮粥的方法了，如第 12 条讲到桂枝汤
　　　的服法时说"服已，须臾啜热稀粥一升余，以助药力"。桂枝汤
　　　者，以汗法祛邪外出，药后服用热粥者，既可顾护脾胃，滋养阴

液，以充汗源，又可鼓舞正气，使邪从汗而解，其重心仍是顾护脾胃。脾胃者，气血之源，气血充盛，则正气旺盛有足够的力量抗邪外出。又如第386条理中丸的服法中说"……腹中未热，益至三四丸，然不及汤……服汤后如食顷，饮热粥一升许，微自温，勿发揭衣被"，理中丸乃太阴病之主方，太阴病的病机主要是脾虚，"饮热粥一升许"是很重要的健脾阳、护脾胃的方法。《伤寒论》中用粥的条文很多，如第141条服三物小白散后"不利，进热粥一杯；利过不止，进冷粥一杯"，第152条服十枣汤后"得快下利后，糜粥自养"等等。我们从这些服粥方法中，可以体会出仲景顾护脾胃的学术思想。

9. 冯　玲：《伤寒论》中仲景在邪正斗争的处理上，十分注重匡扶正气，脾胃作为后天之本，脾胃充，则正气足。您认为仲景在处理邪正斗争中蕴含着哪些脾胃学术思想是值得我们参考和学习的？

　路　老：疾病的过程就是邪正斗争的过程。《黄帝内经》中有言"正气存内，邪不可干"，只有正气旺盛才可以祛邪外出，不会使其内传侵犯五脏六腑，而正气源于脾胃所化水谷精气，因此，用药当以顾护脾胃之气为要。如十枣汤中，仲景用大枣十枚煎汤纳药服下，旨在顾护脾胃；大青龙汤治麻黄汤证兼有里热者，方中重用麻黄至六两，发汗力甚峻，过汗则伤脾胃之津液，且方中石膏苦寒更易伤脾胃，故方中姜、枣、草同用，亦旨在顾护脾胃，且姜、枣能温中阳、养津液；再如阳明病热邪充斥，胃津耗伤，白虎汤辛寒清热，方中配甘草、粳米健脾益胃，顾护胃气，以防大寒之剂伤脾败胃；竹叶石膏汤、桃花汤之用粳米，其意亦在顾护脾胃；白虎加人参汤为阳明病患者大汗出、津气两伤而设，人参在于益气生津，顾护脾胃；少阳病病位居半表半里，病情虚实错杂，《伤寒论》以小柴胡汤治之，方中以人参、炙甘草、大枣、生姜补益脾胃以扶助正气。姜、枣、草同用为仲景祛邪方中顾护脾胃的常用药物组合。

10. 冯　玲：老师，从您刚才的分析中，让我感受到了《伤寒论》中
　　　　　　　固护脾胃的思想在疾病发生发展、预后转归中都有着重
　　　　　　　要的指导意义。您认为在调理脾胃时，还有哪些应该注
　　　　　　　意的地方呢？

　　路　老：首先，在疾病初期不可用损伤脾胃之气的药物。脾为阴
土，职司运化，胃为阳土，功在受纳，两者相合共同完成人体水谷
精微的吸收代谢，故为人体"后天之本"，气血之大源，人体正气
的盛衰皆源于此。其次，在临证选药时力求做到精而少，以减轻脾
胃负担而顾护脾胃，常用相辅相成或反佐的方式，以协调药物间的
相互作用。同时，我在临证中喜用健脾之品，如焦三仙等，脾胃得
以运化则生化有源、运行有常。

五、关于《金匮要略》传承的专题访谈

　　《金匮要略》是中医临床医学的奠基之作，是张仲景将《黄帝内经》等古典医籍所提出的理论思想与临床实际相结合的产物，其以具体的疾病为纲，辨病与辨证兼具，对路老的学术思想产生了深远影响。学生冯玲根据路老对《金匮要略》的相关见解和论述，整理专题访谈如下。

1. 冯　玲：老师，《金匮要略》作为一本治疗内伤杂病的著作，对中医内科疾病的临床辨治有着重要的指导意义。您认为其中对您学术思想影响最大的是什么？

　　路　老：《金匮要略》中对我影响最大的学术思想当属"治未病"思想，我认为这也是《金匮要略》的核心思想。仲景在《金匮要略》开篇便提出设问"上工治未病何也？"接着他又言"夫治未病者，见肝之病，知肝传脾，当先实脾"，鲜明地提出了"治未病"的学术思想和具体策略。其实早在《黄帝内经》中就提出了"上工不治已病治未病，不治已乱治未乱"的治未病思想，仲景在《金匮要略》中将这种思想与临床实践相结合，为后世提供了具体的范例，尤其强调将"调脾胃"与"治未病"相结合，这对于我临证思路的形成也有着重要的影响。

2. 冯　玲：老师，仲景在《金匮要略》中亦提出了"四季脾旺不受邪"的思想，我们应当如何理解呢？

　　路　老：人体脏腑功能的正常发挥需气之推动、血之濡养，而气血之源在脾胃。脾胃主受纳腐熟水谷，化生精气，以供养机体所需。脾胃健运，气血化源充足，机体脏腑功能正常，能够有效发挥其防御作用，就不会产生疾病。因此，疾病的发生发展与脾胃功能的盛衰关系极为密切，故仲景提出了"四季脾旺不受邪"这一预防为主的思想。春、夏、秋、冬四季，分主于肝、心、肺、肾四脏，脾不主时而旺于四季，四脏中皆有胃气之故也。即脾胃在一年四季中对人体抗御外邪都起着重要的防卫作用，脾胃功能的正常与否，直接关系到人体抗病能力的强弱。疾病的发生无外乎是一个正邪斗争的过程，若脾胃健旺，正气充盛，邪气就不易入侵。正所谓"邪之所凑，其气必虚""正气存内，邪不可干"。

3. 冯　玲：仲景在《金匮要略》中进一步丰富了调理脾胃的治则治法，完善了脏腑辨证的诊治思路，尤其注重胃气的通降。老师，您认为仲景通调胃腑的思想有哪些特色？

　　路　老：《黄帝内经》中提出"六腑以通为用"，脾胃同居中焦，胃气通降对于中焦发挥气机枢纽之职至关重要。仲景在《金匮要略》中关于胃腑的治法，我认为可概括为"和胃三法"，主要包括和胃清热、和胃导滞、和胃理气法，《金匮要略·呕吐哕下利病脉证治》中说"食已即吐者，大黄甘草汤主之"，本方即通过和胃清热之法治疗邪热阻于中焦，上逆而致胃失和降之证；仲景三承气汤及其类方等即是和胃导滞法的典型代表，用于治疗阳明腑实而致大便秘结之证；和胃理气之法如橘皮汤证，症见干呕、哕，手足厥冷等，乃客寒犯胃，胃气被郁，阳气不能达于四肢所致，故以橘皮理气和胃，生姜散寒降逆，使气机通畅，厥肢得温，呕哕得止。

4. 冯　玲：从这些调胃的治法中确实可以体会到仲景"辨证论治"的核心思想，为后世脾胃学说奠定了坚实的基础。在调和胃气的同时，仲景亦强调脾胃同治，对此您是如何看待的呢？

　　路　老：除了和胃三法外，《金匮要略》中甘温补中和寒热并调之法亦为后世脾胃学术思想奠定了基础。《素问·阴阳应象大论》云：

"形不足者，温之以气；精不足者，补之以味。"仲景承《黄帝内经》之旨，对于脾胃阴阳气血不足之证，用以甘温补中之法，如小建中汤证，盖中焦者，气血之源，若中州虚寒，肝脾失和，肝木乘土，故见腹痛拘急，四肢酸软无力，手足烦热，咽干口燥，心悸，衄血，梦交失精，投以小建中汤。此方以桂枝汤倍芍药加饴糖而成，方中以甘温质润之饴糖温补中焦，缓急止痛；臣以辛散之桂枝温阳气，酸甘之白芍养营阴；佐以生姜温胃散寒，大枣补脾益气，炙甘草益气和中。全方辛甘化阳，酸甘化阴，缓肝急而止腹痛，温中焦而补脾虚。此外，仲景在脾升胃降的理论指导下，创制了寒热并调之法，这在《金匮要略》中亦有体现，其典型代表方证如半夏泻心汤、生姜泻心汤、甘草泻心汤等，通过辛开苦降以复脾胃燮理升降之司，使中焦传输有权。仲景脾胃同调的思想对我临证思路产生了深远的影响。

5. 冯　玲：老师，临床上冠心病的防治问题日益突出，其可以归于《金匮要略》胸痹心痛的范畴，仲景提出了"阳微阴弦"的基本病机，您认为其对当下临床有何指导意义？

路　老：胸痹心痛即指胸中憋闷疼痛，胸痛彻背，背痛彻胸，以喘不得卧为主症的一种疾病，与西医学所言冠心病、心绞痛等相似。胸痹心痛之名及治法首见于《金匮要略》，仲景在《金匮要略·胸痹心痛短气病脉证治》中提出了其基本病机是"阳微阴弦"，即上焦阳气不足，下焦阴寒之气上冲，致使痰浊、瘀血、寒饮等病理产物结聚胸中，痹而不通，遂成此证。仲景认为本病之病性乃本虚标实，因阳气虚弱而致浊阴上蒙心主，既可出现不通则痛，亦可出现不荣则痛。临床上，冠心病患者多有不同程度的气滞、血瘀、痰阻等表现，且气虚、阳虚者亦不在少数。因此，"阳微阴弦"的理论亦提示应注重通补兼施，根据患者的病情特点，因其所虚而补之，随其所得而攻之。

6. **冯　玲**：仲景在《金匮要略》中提出了丰富的胸痹心痛相关证治方药，您认为其中有哪些治法对您临床辨治本病产生了较大影响？

　　路　老：《金匮要略·胸痹心痛短气病脉证治》中共记载了10首治疗胸痹心痛的相关方药，从中可知仲景辨治本病多喜用温通之品以宽胸止痛，如瓜蒌薤白白酒汤等。同时，更为重要的是仲景开创了从脾胃论治胸痹之先河，如"胸痹心中痞，留气结在胸，胸满，胁下逆抢心，枳实薤白桂枝汤主之；人参汤亦主之"，所谓人参汤即"人参、甘草、干姜、白术"，人参、甘草、白术皆健脾益气之品，干姜温中散寒。仲景认为胸痹之证与脾运失健有密切的关系，故以人参、甘草、白术之属健脾运以充气血，干姜温中阳以行气血，且脾为生痰之源，若因痰饮壅盛而致胸痹不得卧，心痛彻背者，则以半夏燥湿化痰，逐饮散结，如瓜蒌薤白半夏汤。此外，仲景亦认为气机不畅、津液代谢障碍致水气互结可导致胸阳不振，当以行气化饮为法，如茯苓杏仁甘草汤、橘枳姜汤；若属寒凝胸痛者，仲景多以桂枝通阳行滞，甚或用附子、乌头温阳散结，如枳实薤白桂枝汤、薏苡附子散、乌头赤石脂丸。对于心痛急症，仲景提倡"辛以散之，温以通之"的治疗原则，如九痛丸。

7. **冯　玲**：老师，在您门诊上看到您治疗了许多类风湿关节炎等风湿免疫相关疾病，其中一部分疾病可归属于中医学"痹证"的范畴。《金匮要略》中亦有专篇论述痹证，您认为其中对您影响最大的思想是什么？

　　路　老：痹证是指人体肌表、经络因感受外邪引起的以肢体关节及肌肉酸痛、麻木、重浊、疼痛、屈伸不利，甚或关节肿大灼热等为主症的一类病证。仲景在辨治痹证时强调"湿邪为患"乃其重要病机，我对此十分赞同。治疗上多因势利导，祛湿除痹，如对于外感风湿而致病者，仲景多以解表发汗为法，提出了"风湿相搏，一身尽疼痛，法当汗出而解"的治疗思路，且在发汗时不可令其大汗，当微微似欲出汗，才能使风湿俱去也。同时，《金匮要略》还提出"湿痹之候，小便不利，大便反快，但当利其小便"的治疗思路。通利小便导湿邪从下而祛，使阳气得复，亦可助利湿除痹。此外，我认为"北方亦多湿"，由于地域原因，北方人们多喜食膏粱厚味、口味重而多咸，较易困遏脾土，使其郁而不运，酿生湿邪，若为外寒所袭，则易酿生寒湿；若素体阳旺亦可致湿热内阻。因此，当以祛湿为治疗大法。

8. 冯　玲：老师，除了"湿邪为患"外，《金匮要略》中亦提出了"血痹"等的概念，其对您学术思想的形成有何影响？

路　老：人体的四肢肌肉皆需气血津液的滋润与濡养，方能保其正常地发挥功能。若因外邪侵袭人体，导致人体的气血循环失畅，痹阻不通，则出现痹证。仲景在《金匮要略》中将其称为"血痹"，并认为其形成是因"骨弱肌肤盛，重因疲劳汗出，卧不时动摇，加被微风"所致。因此，仲景对于此证的治疗以温阳益气、活血通脉为旨，并创制"黄芪桂枝五物汤"以治疗此证。方中黄芪益气固表，桂枝散风寒而温经通痹，白芍养营血而通痹阻，生姜辛温散寒，大枣甘温益气。全方调养营卫，和血通痹。临床上，除了血痹外，我也时常将此方用于治疗妇女产后中风，借鉴仲景辨治"血痹"的思路，我提出了"产后痹"的概念。妇女产后，百脉空虚，气血虚弱，阴阳失调，最易受外邪侵袭。此时若受风、寒、湿等外邪的侵袭，致使气血失和，痹阻不通而成痹证。对于产后痹，治当以扶助正气为要，同时需温阳通脉，临证中我常以黄芪桂枝五物汤治之。同时，据证之不同合以当归四逆汤，以加强温阳通脉之效。

9. 冯　玲：老师，您已百岁高龄了，仍然坚持工作在临床一线。您觉得《金匮要略》中有哪些养生思想对您影响较大，您是如何养生保健的呢？

路　老：《金匮要略·脏腑经络先后病脉证》言"若人能养慎，不令邪风干忤经络……服食节其冷、热、苦、酸、辛、甘，不遗形体有衰，病则无由入其腠理"，提出了注意养生起居，避免风雨寒湿，并要饮食有节，寒温适宜，全面预防的原则，这样可减少各种致病因素对脾胃及人体的侵害，若不如此，则易损伤脾胃。若中州失运，则气血乏源，痰湿壅滞，影响气血的运行，成为继发性致病因素，而致"胀满腹痛"，水停为饮，随处留积；或因化源不足，病及五脏，而使诸症丛生。在日常生活中，我也积累了一些富有成效的养生方法。比如，坚持吃姜，在不同的时间饮用不同的茶，练习在原八段锦的基础上改编形成的"路氏八段锦"等等。在临床上，对于患者我们不仅应该帮助他们治疗疾病，而且还应该教授他们养生的方法，我想这也是对于仲景"治未病"学术思想的继承吧。

10. 冯　玲：老师，您认为我们在学习和临证中应该如何传承好《金匮要略》中的这些证治思想，从而更好地发挥中医药的临床疗效？

路　老：《金匮要略》作为《伤寒杂病论》的一部分，在研读时应注重联系《伤寒论》中的内容，两者虽内容偏重不同，然仲景"因势利导""顾护脾胃"等学术思想是一脉相承的。在临证中应将辨病与辨证相结合，根据病邪的深浅和性质，因势利导，随证治之。同时，应该注重理解和把握仲景遣方用药的特色。我认为仲景遣药组方始终以顾护脾胃为首务，用药精当、力专效宏。所制方剂，药物多不过十味，其余多为纯正之方，其如承气汤、四逆汤等，如此则不致药多味杂，相互掣肘，而致有损胃气。且主辅分明，轻重缓急各有法度。急证每投以汤剂或煮散，以求速祛邪以安正；证情得缓，则投以丸剂以求其量小力缓，久服不致伤损脾胃。再者巧施甘味，兼顾脾胃，因甘味入脾而补脾、护脾，且有酸甘化阴、辛甘化阳之功。

六、关于《温病条辨》传承的专题访谈

　　《温病条辨》是清代著名温病学家吴鞠通所著。他在清代医家叶天士等温病学家的学术基础上，结合仲景外感顾护脾胃的学术特点，进一步总结和发展了温病学。吴鞠通在《温病条辨》中提出了三焦辨证的理论体系，揭示温病是由上焦开始最终深入下焦，在整个疾病的转变过程中，吴氏将重视顾护脾胃的理念贯穿始终，并形成了以顾护脾胃为基础的"理、法、方、药"这一完整体系，使中医脾胃学更加完善和成熟。这些思想一直在指导着中医的临床，同时对路老脾胃学思想的形成产生了重要的影响。学生冯玲根据路老对于《温病条辨》的相关见解和论述，整理专题访谈如下。

1. 冯　玲：老师，《温病条辨》中吴鞠通在中医辨证论治体系的基础上，提出了三焦辨证的治则，极大地丰富了此体系，您如何理解吴鞠通的三焦辨证？

　　路　老：三焦辨证虽属于独立的辨证体系，但与传统的脏腑辨证、六经辨证，以及气血津液辨证有着密切关系。脏腑辨证是通过脏腑功能活动失常所表现出的病理变化而确立的一种辨证方法。三焦辨证根据病变所属范围进行划分，上焦包括肺、心，中焦包括脾、胃，下焦包括肝、肾，可见三焦辨证也体现了脏腑辨证的思想，但是三焦辨证更聚焦于反映温邪传变的部位、病邪侵入的途径、传变的方式、病机的演化等变化规律。再者三焦辨证也包含六经辨证理论，如病起始于上焦手太阴肺经，可逆传手厥阴心包经，可顺传足阳明胃经；阳明胃经病不解，邪热内陷，可入传少阴肾经、厥阴肝经等。三焦辨证理论与气血津液辨证关系紧密，气血津液辨证是用人体气、血、津、液的病理变化而确立的一种辨证方法，温邪致病可表现为伤津耗气、血燥津枯、阴血亏竭等病理变化。故三焦辨证仍需结合气血津液辨证方能对病机演变、病理变化进行准确分析。所以，三焦辨证虽属独立的辨证体系，但脏腑辨证、六经辨证、气血津液辨证贯通其中，展现出温病各个阶段病证的特点。

2. 冯　玲：老师，您觉得《温病条辨》中邪犯中焦有什么致病特点呢？

路　老：吴鞠通《温病条辨》谓："上焦病不治，则传中焦，胃与脾也。"说明中焦病以脾胃为病变重心。脾胃为气机升降、水液代谢之枢，位处中焦，温邪伤及中焦多是邪热郁于阳明胃，湿热蕴结于太阴脾而发病。病在足阳明胃多为无形热炽的阳明经证，《温病条辨·中焦篇》云："面目俱赤，语声重浊，呼吸俱粗，大便闭，小便涩，舌苔老黄，甚则黑有芒刺，但恶热……阳明温病也。脉浮洪躁甚者，白虎汤主之。"脾处中焦，其性喜燥而恶湿，温邪常夹湿犯及中焦，亦有脾本不足，运化乏力，湿已内生，外感之温邪内合于湿，故湿热困脾之证亦是多见，湿热中阻，脾胃升降失司，可见腹胀、便溏、苔腻等症，多治以清热化湿，用藿香正气散、五加减正气散、三石汤等方，既要清利攻入中焦的外来温邪，也要芳化郁困于脾的湿邪，脾湿得化则脾气升、胃气降，脾胃升降调和则中焦气机顺达，故可恢复一身之气升降相因。

3. 冯　玲：老师，《温病条辨》中多次提到疾病的发生与预后中脾胃的重要作用，您是如何理解的？

路　老：吴氏强调胃气是贯穿疾病发生发展始终的，其言"病初起，且去入里之黄芩，勿犯中焦"。疾病初起，易犯上焦，上焦者，心肺之所居，主表，表者，卫气之所主，具有防御外邪入侵之作用，而卫气由脾胃之气化生而来，因此疾病初期不可用损伤脾胃之气的药物。故在治病时常去掉伤脾胃的药物，以防邪气深入。同时，在疾病的预后中也强调胃气的作用，如言"盖十二经皆禀气于胃，胃阴复而气降得食，则十二经之阴皆可复矣"。胃为阳土，喜润恶燥，其气以降为顺，若胃阴虚，失其濡润，则胃之升降失调，人之食欲欠佳。如果胃阴得复，得其濡润，则人之饮食正常，气血化源充足，诸脏功能正常。吴氏在此强调了只有胃的阴液充足，胃的降浊功能才能恢复正常，胃气得降，人自然思食；人的饮食恢复正常，则气血津液化生有源，人的四肢百骸、皮肉筋骨才有所养，这也有利于温病的治愈和患者的康复。吴鞠通也强调调理和顾护脾胃功能有利于其他脏腑阴津和功能的恢复，这也是温病病后调理的一个原则。

4.　冯　玲：老师，吴鞠通在《温病条辨》中提出了丰富的调理脾胃的治则治法，尤其强调顺应脾胃生理。老师，您认为吴鞠通在选方遣药上是如何体现脾胃生理特性的？

　　路　老：脾胃之气为一身气机升降之枢纽，脾气主升，胃气主降，脾气升则肝肾之气升，胃气降则心肺之气降。脾胃主纳化，脾胃气机升降和谐，胃腑方可受纳，脾脏乃可运化水谷，输布全身。《温病条辨·中焦篇·湿温》说："阳明湿温，呕而不渴者，小半夏加茯苓汤主之；呕甚而痞者，半夏泻心汤去人参、干姜、大枣、甘草加枳实、生姜主之。"湿阻中焦，胃气不降，上逆而呕，故用小半夏加茯苓汤降胃气、利湿浊，胃气降则脾气自升，气机恢复。呕而痞满，此乃胃气不降、脾气不升，合而壅滞中焦，故见痞满，胃中浊气不降，则呕恶，吴氏用半夏泻心汤去人参、干姜、大枣、甘草，加枳实、生姜，去甘温补益之品，以防气机郁而更甚，用半夏、生姜、黄芩、黄连，既有辛散之品，又有苦寒之味，半夏、生姜之辛散可破开郁闭之气使其升发于上，黄芩、黄连苦寒之性可引气机下行，合一枳实消除气郁之痞满。由此可见，吴鞠通十分重视脾升胃降这一生理特性，临床用药也是顺应这一特性。

5. 冯　玲：老师，吴鞠通在《温病条辨》中不仅强调选方遣药须顺应脾胃生理，也重视顾护脾胃。您认为吴鞠通在固护脾胃的治疗上有哪些特色？

路　老：吴氏临证选药时力求做到药味精而少，以减轻脾胃负担而顾护脾胃。其在治疗温病时用药注重药物之间的相互联系和作用，有时寒热并用，有时攻补兼施，有时补泻同行，有时升降相因，使所用药方的整体效果达到了清热而不过于寒，温阳而不过于燥，升提而不过于亢，降浊而不过于峻或沉，滋补而不过于滞腻，攻邪而不过于太急，既避免了药证格拒，又在治疗温病中达到了平阴阳、顾脾胃、助药力的目的。另外，吴氏在使用涌吐泻下等攻伐之法时，强调中病即止，如《温病条辨·上焦篇》中道："心烦不安，痰涎壅盛，胸中痞塞欲呕者，无中焦证，瓜蒂散主之……水二杯，煮取一杯，先服半杯，得吐止后服，不吐再服。"瓜蒂散为涌泄之品，易伤胃气耗胃阴，故得吐则停服；再如《温病条辨·中焦篇》中说："阳明温病……胸腹满坚，甚则拒按，喜凉饮者，大承气汤主之。"大承气汤全方苦辛通降，对于此法吴氏强调"非真正实热蔽痼，气血俱结者，不可用也"。通腑泄热之法峻猛，非实热之证，用之则会攻伐脾胃之气，且实热之邪已下，则需停药，此时内腑已虚，再下则耗气伤津。

6. 冯　玲：老师，您上面提到吴氏在用攻伐之法时，强调中病即止，以防伤脾胃，那么吴氏在使用温运之法时，是否也注重顾护脾胃呢？

路　老：是的，在温运中州之时，吴氏也不忘顾护脾胃。吴氏诸方皆以顾护脾胃为先，例如参芍汤方，由人参、白芍、附子、茯苓、炙甘草、五味子组成，方中人参、附子固下焦之阳，茯苓、人参、炙甘草守补中焦，白芍、五味子收三阴之阴，此方用治下焦阴阳皆虚的休息痢，但同时用参、苓、炙甘草甘温建中而顾护脾胃；

又如黄土汤方，方中灶心黄土温暖脾阳，恢复脾运，白术、甘草益气健脾，附子温助阳气，此方中运用温中健脾药而顾护脾胃；再如附子粳米汤，此方由人参、附子、炙甘草、粳米、干姜五味药组成，较《金匮要略》的附子粳米汤少半夏、大枣，而多干姜，吴鞠通加干姜是为了增强温中之力，因此条所治系脏腑阳结而邪阴与脏阴偏盛，故纯用守补中焦之法，去半夏是因本证不兼湿邪，去大枣是防其碍胃，方中炙甘草与粳米缓其急而补其虚，此方通过增加温中药物而顾护脾胃；另如桂枝姜附汤，由桂枝、干姜、白术、熟附子等组成，方中姜、附温中，白术燥湿健脾而复脾胃运化功能，从而达到顾护脾胃的目的。

7. 冯　玲：老师，吴鞠通在《温病条辨》中多次强调汤药的特殊服用方法，您是否能举一两例谈谈吴氏在服用汤药方法上与调理脾胃之间的联系？

　　路　老：吴鞠通在《温病条辨》中多次交代特殊的服药方法来顾护脾胃，如《温病条辨·上焦篇》提到"太阴温病，口渴甚者，雪梨浆沃之"，服药时要求"时时频饮"。对中药汤剂服用时要求"时时频饮"或"频服"的服法主要是针对有呕吐症状的患者。在这里吴鞠通嘱咐患者"时时频饮"，既是为了避免患者暴饮寒凉之药凉遏其脾胃，也是为了避免寒凉药物损伤患者的脾胃功能而不利于药物的吸收，是一种很好的顾护脾胃的方法。吴氏在五苓散方服法中言"共为细末，百沸汤和服三钱，日三服"，此方不用煮而用渍，可得其无形之气，不得其有形之味，使气味俱薄，中焦脾胃之气不至壅滞，而直通膀胱，利水而出。吴鞠通在《温病条辨·下焦篇》中谈到加味参苓白术散的用法为"共为极细末，每服一钱五分，香粳米汤调服，日二次"，对此方的用法，吴鞠通要求用香粳米汤调服，香粳米芳香悦土，为胃之所喜，胃得所喜之性，胃气便可渐而苏醒，故此服用方法可以促进加味参苓白术散调治脾胃之功。

8. 冯　玲：老师，燥邪犯病是三焦辨证体系中的重要病因，您认为
　　　　　　 吴鞠通在《温病条辨》中谈到的燥邪有什么致病特
　　　　　　 点呢？

　　路　老：燥邪为患有内外之分。外燥者，感受外界燥邪所致，多
由口鼻皮毛而入，易犯肺金。燥为秋天之气，此时天气由热逐渐转
凉，所以外感燥邪为病有温凉之殊，初秋之际，暑夏炎热之气仍
存，故此时燥邪致病兼有温热之性，致病多呈温燥之证，证见头
痛，发热，微恶风寒，咳嗽少痰，咳痰不畅或痰中带血，口渴喜
饮，唇干咽燥，大便干结，舌红少苔，脉细数；深秋时节，时进寒
冬，天气转冷，此时燥中兼有寒凉之性，致病多呈凉燥之证，证见
头疼，鼻塞，恶寒，发热，咽干唇燥，干咳少痰，舌干苔薄，脉浮
弦。故对于外感燥邪致病，需要首先区分温、凉之属，在遣方用药
时也需要区别对待。内燥者多由机体精血津液亏损，脏腑失于濡润
而出现干燥等表现，多见于现代医学所言干燥综合征等疾病，表现
为口干、咽干、鼻干、两目干涩、皮肤干燥、嘴唇干燥、大便干结
等内脏燥热之象，舌质红，苔薄黄，脉细数，治疗时多以填精养
血、生津滋液为主。

9. 冯　玲：老师，您是如何理解燥邪的性质，又是怎样在临床上调
　　　　　　 治燥邪致病的呢？

　　路　老：燥主秋令，此时天气以急，地气以明，万物容平，水分
流失明显，故其性干涩。燥邪侵犯人体易损伤人体的津液，使人体
的脏腑经络、皮肤黏膜等失于濡养滋润，从而出现皮肤干燥皲裂、
脱屑，口、鼻、眼干燥，口渴多饮、大便干燥等表现。《黄帝内经》
有云"燥者濡之"，我在临床上谨遵其旨，对于燥邪致病者，用药
时多以濡润之法治之。燥邪为患有内外之分。外燥乃感受外界燥邪
所致，多由口鼻而入，易犯肺金。肺为娇脏，不耐寒热之侵，燥邪
外犯，易失其宣肃之功，出现口咽干燥、咳嗽咳痰、痰少而黏等表

现。对于外感温燥者宜凉润为要，常用桑杏汤化裁治之，方中桑叶、杏仁、豆豉宣散透热，沙参、梨皮滋养阴液，贝母其质凉润，善润肺金而化痰浊。对于外感凉燥者在润燥的同时需用以温散解表之品，常用杏苏散化裁治之，方中苏叶、前胡辛散透表，杏仁宣散之中兼有润燥之性，陈皮、半夏、茯苓化痰止咳。内燥以机体精血津液亏损为主要病机，故我在临床上多用甘润滋补之品，如用吴氏沙参麦冬汤等加减而治。

10. 冯　玲：老师，《温病条辨》作为四大经典中温病学部分的重要著作，其对后世的影响颇为深远，其在脾胃学思想上也有所贡献，您认为您在《温病条辨》中继承了怎样的脾胃学治病思想呢？

路　老：我从《温病条辨》中主要继承了脾胃学中"养胃阴"这一思想。《温病条辨》中提到："盖十二经皆禀气于胃，胃阴复而气降得食，则十二经之阴皆可复矣。"胃为阳腑，体阳而用阴，职司纳化。人体摄入的水谷之物皆经胃之受纳腐熟后，取其轻清之品运化周身以养诸脏，而重浊之糟粕则下降以二便的形式排出体外，故在正常生理状况下，胃气以降为顺。水谷之物的腐熟需阳气的参与，而胃腑其性本属阳土，其病易致阳亢而阴虚，所以胃腑需阴液之滋润方可使胃之阴阳调和，故我常用《温病条辨》中的益胃汤化裁治之，方中生地、麦冬、沙参、玉竹之属皆养阴润燥之品。胃气主降，其降失司，而使水谷之物阻滞中焦而现胸腹满坚之证。胃浊不降积于中焦，日久化热，热灼阴液而使胃失濡润，更使胃腑不通，此时当需急下存阴，泄热通腑，非药力助之不可，当用泄热之品，迅速通畅胃腑以保存胃之阴液。但攻伐之品、耗气伤液之品，过用、久用则会伤脾胃，且非真正实热证与气血俱结者，不可用之。攻伐之品多属苦寒之品，若佐以温散之品，则辛开苦降，更合脾胃升降之理。

七、关于李东垣学术思想传承的专题访谈

李东垣是"金元四大家"之一，师从燕赵名医张洁古。李氏在继承《黄帝内经》等前人脾胃学说思想的基础上，通过不断总结实践提出了"脾胃内伤，百病由生"的观点，尤其受内伤脾胃病机理论的启发，提出了"阴火论"，使脾胃学理论更加成熟和完善，后人称之为"补土派"。侍诊之余，学生冯玲多次与老师探讨李氏的学术思想与临床指导意义，现整理专题访谈如下。

1. 冯　玲：老师，您时常向我们谈起"补土派"的代表人物李东垣及其所著《脾胃论》对您临证思路产生了深远影响。李氏认为"脾胃为血气阴阳之根蒂也"，您在临证中也强调脾胃为诸气之源，您如何看待李东垣对于脾胃的这一论述呢？

　　路　老：我十分认同此言，人身之元气由先天所生，后天所长，所谓后天者，重在脾胃。李东垣特别重视脾胃对元气的滋养作用，他认为"真气又名元气，乃先身生之精气也，非胃气不能滋之"。同时，他还认为人身诸气无不由胃气所生，所以他又说"夫元气、谷气、荣气、清气、卫气、生发诸阳上升之气，此六者，皆饮食入胃，谷气上行，胃气之异名，其实一也"，认为所化的元气，不仅指先天之精气，也概括了后天阴阳气血之气，故他进一步指出"脾胃为血气阴阳之根蒂也"，也就是说脾胃为元气之源泉。正如《黄帝内经》之言："中焦受气，取汁变化而赤，是谓血。""食气入胃，散精于肝，淫气于筋；食气入胃，浊气归心，淫精于脉；脉气流经，经气归于肺，肺朝百脉，输精于皮毛；毛脉合精，行气于府，府精神明，留于四脏。"这些都是脾胃为诸气之源的理论基

础。李东垣深谙《黄帝内经》之旨，继承了这一理论，并将之发扬光大，十分值得我们传承和学习。

2. 冯　玲：老师，正如您刚才所言，李东垣深谙《黄帝内经》之旨，《脾胃论》中也多次引用到《黄帝内经》原文。"天人相应"是《黄帝内经》中重要的学术思想之一，《脾胃论》中亦有不少治则体现了这一思想，您认为其中对您学术思想影响最大的是什么？

    路　老："天人相应"思想很好地体现了"道法自然"的理念，《脾胃论》中李东垣提出的脾胃升降理论便是这一思想的体现，《黄帝内经》中云"高下相召，升降相因，而变作矣"，说明了升降浮沉为阴阳生杀之理。一年四季，以春为首，春夏地气升浮而生长，万物由萌芽而繁茂，时至秋冬，则天气沉降而冬藏，万物凋落而收藏。一年之中气机升降，唯长夏之气居于中而旺于四时，故为升降浮沉变化之枢纽。长夏者，其性属土，合以于人，与脾相应，脾者居中州，其性亦为土也，正如李东垣所言"盖胃为水谷之海，饮食入胃，而精气先输脾归肺，上行春夏之令，以滋养周身，乃清气为天者也，升已而下输膀胱，行秋冬之令，为传化糟粕，转味而出，乃浊阴为地者也"，指出了脾胃不仅将水谷之精气灌溉四脏，滋养周身，同时排泄废物，推动了脏腑精气的上下流行，循环化生，脾胃居中州而以运四旁，故为人体精气升降的枢纽。李东垣认为只有脾胃升降功能正常，其生理功能才能得以发挥，阴火才会敛藏，因此他非常重视升发脾之阳气，这对我临证调理脾胃的思路也有很大启发。

3. 冯　玲：在《脾胃论》中李东垣指出，"脾胃之气既伤，而元气亦不能充，而诸病之所由生也"，提出了"内伤脾胃，百病由生"的观点。您认为李东垣在论述脾胃病病因时有何独到之处呢？

路　老：李东垣对于脾胃病病因的论述充分体现了其所处战乱年代的疾病致病特点。从内伤致病而言，我将其归类为三个方面：其一是饮食不节。东垣认为"饮者，无形之气，伤之则宜发汗、利小便。使上下分消其湿，解酲汤、五苓散之类主之"，而"食者，有形之物，伤之则宜损其谷，其次，莫若消导，丁香烂饭丸、枳术丸之类主之，稍重则攻化，三棱消积丸、木香见睍丸之类主之，尤重者，则或吐或下，瓜蒂散、备急丸之类主之，以平为期"。其二是劳役过度。东垣所处的时代战争不断，劳役过度者甚众。劳役受病的特点是易损伤脾胃，导致脾气下流，阴火上冲，而形成内伤发热之证。其三是精神刺激。东垣认为七情内伤，主要是伤人体内元气，而助心火，导致元气与心火之间的关系失调，从而导致各种病变。在外感致病方面，东垣认为脾胃为市，无物不受，无物不入，若风、寒、暑、湿、燥某一气偏旺，亦能伤害脾胃。他在《脾胃论·脾胃损在调饮食适寒温》中言："或饮食失节，寒温不适，所生之病，或溏泄无度，或心下痞闷，腹胁膜胀，口失滋味，四肢困倦，皆伤于脾胃所致而然也。"在《内外伤辨惑论·暑伤胃气论》中，他根据《黄帝内经》"气虚身热，得之伤暑"的说法，直接提出了暑伤胃气的观点，并作为内伤脾胃论的重要内容，确立了系统的诊治方法及以清暑益气汤为首的有效方剂。

4. 冯　玲：老师，李东垣在对脾胃病的病因论述上充分结合了当时的时代背景。在人们物质生活相对充裕的今天，您认为新时代脾胃病的病因有哪些新的改变呢？

路　老：随着人民生活越来越富足，当今社会人们的生活方式发生了巨大改变，脾胃病的病机特点也出现了新的变化。在中华人民共和国成立初期，冠心病、高血压、糖尿病、痛风等病的发病率是很低的，而现在这些病都是常见病和多发病。从内伤病的角度而言，首先是过食肥甘厚味，《黄帝内经》言："肥者令人内热，甘者令人中满。"这些油脂含量高的食物，如卤煮肉、炸鸡翅、动物内脏、涮羊肉等极易造成食积，积食化热而损伤胃的受纳、腐熟功能。其次是饮酒过度，尤其是啤酒，且多是在剧烈运动或劳累后马上喝啤酒，此时血液中的尿酸浓度急剧升高，容易诱发痛风。《脾胃论》列有专篇讲"饮酒过伤"："酒性大热，以伤元气……真阴及有形阴血俱为不足。"同时，随着现代社会经济发展迅速，竞争激烈，工作压力大，人际关系复杂，如思虑过度，肝郁乘脾，心火过盛，子病及母等，则易导致脾胃受损而变生诸病。从外感病的角度而言，除外感"风、寒、暑、湿、燥、火"之六淫致病外，工业废水、汽车尾气等造成的大气污染成为新的外感致病因素，其对于脾胃的损伤亦是需要引起我们重视与积极防治的。

5. 冯　玲：老师，基于对脾胃病病因的认识，您认为李东垣关于脾胃病的病机论述又有何独到之处呢？

路　老：李东垣在《脾胃论》中指出"脾胃之气既伤，而元气亦不能充，而诸病之所由生也。"元气充沛与否，关键在于脾胃精气的输布。脾胃所伤，多因饮食不节或不洁，房室劳倦，五志七情过极使然。东垣认为"饮食不节则胃病，胃病则气短精神少而生大热，有时而显火上行，独燎其面"，又指出"形体劳役则脾病，脾病则怠惰嗜卧，四肢不收，大便泄泻；脾既病，则其胃不能独行其津液，故亦从而病焉"。他还认为"喜怒忧恐，损耗元气，资助心火……火胜则乘其土位，此所以病也"，并提出了"脾胃内伤，百病由生"的观点。就本脏而论，脾胃衰弱时输布运化呆滞，受纳腐熟失常，可见倦怠无力，中脘胀满，舌胖苔腻、脉濡弱无力等症。脾虚酿痰生湿，水肿痞满，即所谓"诸湿肿满，皆属于脾"。若因脾胃衰弱，元气耗散，则易出现脾不统血而致崩漏吐衄，失血过多，脏腑失养，五脏不安；若中气下陷，则出现内脏下垂，邪乘正虚，酿成病疾。就他脏病变而论，若肝失疏泄，最先犯脾，木郁克土，肝脾郁结，气滞血瘀，积为癥瘕痞块，从而影响枢机，阻碍气血洒陈和调。时邪外袭，郁而不达，湿热蕴结脾胃，熏蒸于肝胆，胆液失其常道，浸淫肌肤面目，发为黄疸，造成全身性病变。

6. 冯　玲：老师，李东垣在其著作中提出了"阴火"病证的概念，
　　　　　　您认为在临床上我们应该如何诊断与鉴别诊断呢？

　　路　老：李东垣对"阴火"病证的诊断，我认为可归纳为三点。
其一，饮食不节，劳倦所伤或思虑过度，损伤脾胃元气是主要原
因；其二，病程较长，反复发作；其三，"阴火上冲"的主症与脾
胃气虚之兼症相兼互见。"阴火上冲"的主症是特殊性质的发热，
以久热、躁热、平旦热盛的潮热为特点，至于兼症，如多汗、恶
风、口渴、身倦、纳呆、便溏等，多与脾胃气虚、阴火上冲有关。
值得注意的是，临床上常需考虑阴火发热与阴虚火旺、阴盛格阳之
发热等相鉴别。阴火上冲是气火关系的失调，而阴虚火旺则是阴阳
关系的失衡，两者机制截然不同。两者的临床表现虽有某些相似之
处，如潮热、汗出、头晕、心悸、心烦、不眠、面红、口渴等，但
阴火上冲的潮热多为上午热盛且必兼有脾胃虚弱、元气不足之周身
倦怠，气短懒言，神疲乏力，纳呆食少，便溏泄泻等，舌质淡红或
胖大而红，苔腻或黄腻，脉虽数而虚大；而阴虚火旺的潮热多为午
后或入暮潮热，且必兼肝肾阴虚之象，如腰膝酸软，两目干涩，五
心烦热，脑鸣耳鸣等，舌体瘦小坚敛，色红或绛，苔少或光洁，脉
细而数。另外，阴火上冲尚须与肾阳虚衰，阴寒内盛，迫阳外出的
"阴盛格阳"证相鉴别，后者急需温肾回阳、引火归原，断不可用
补中益气汤以升举之，或寒凉药物以泻之。

7. 冯　玲：对于"阴火证"的治疗，李东垣也提出了丰富的治法，
　　　　　　并创制了诸多方剂，您认为其中对您影响最大的治则思
　　　　　　想和方剂是什么？

　　路　老：对我临证影响最大的当属东垣甘温益气的治则思想，其
中最具有代表性的方剂当属补中益气汤。他在《脾胃论》中列方61
首，补中益气汤中的八味药物运用皆在二十次以上。方中重用黄芪
甘温益气，并辅以人参、甘草、白术之品益气健脾，充分体现了

"元气充盛则阴火潜藏"这一阴火证治疗原则。在此基础上，东垣伍以少量柴胡、升麻，虑其皆乃味之薄者，阴中之阳，可引清气上升，则阴火可降；同时，将当归与橘皮相合，行气理血，使气血生化有源，补而不滞。东垣亦言："盖温能除大热，大忌苦寒之药泻胃土耳。"此外，阴火证亦有虚实夹杂的表现，仲景亦提出了甘寒泻火的治疗原则，可在甘温剂中适当佐用某些苦寒药以泻其火，常用芩、连之类。如补脾胃泻阴火升阳汤，体现了"阴火"病证治疗的灵活性。但东垣认为用苦寒直折之法治疗"阴火"尤需审慎，反复强调"不可久服，恐助阴气而为害也"，在具体运用黄柏等药时，常冠以"少加"，或"从权"，或"酒洗"等字，以警示后人用之需慎，以防苦寒之品损伤脾胃。因此，佐以苦寒只是权宜，其认为"阴火"病证用药忌助阴泻阳。

8. 冯　玲：老师，我在学习《脾胃论》和《内外伤辨惑论》时，发现东垣也提出了"肺之脾胃虚"的概念，并创制了升阳益胃汤，您是如何看待的呢？

路　老：所谓"肺之脾胃虚"者，乃因脾胃虚而不能滋养肺气，即土不生金，可表现为怠惰嗜卧，四肢不收，体重节痛，饮食无味，洒淅恶寒，面色恶而不和等。东垣认为此乃脾胃虚弱，时值秋燥令行，湿热少去，阳气不伸所致，治以升阳益胃汤。方中重用黄芪为君药，合入六君子汤以甘温益气，健脾和胃，东垣言"脾胃虚则肺最受病，故因时而补，易为力也"。同时，本方之特色在于将柴胡、防风、羌活、独活四药相伍，其皆为风药，风能胜湿，且亦有升阳之功，可使阳气得伸。东垣将补脾之品与升阳之味相合，构成了本方的基本架构，故冠以升阳益胃之名。此外，方中还配以少量黄连，有清热燥湿之功，与泽泻相伍，可引湿热下行以泄浊阴；白芍一药，其性酸收，虑其时值秋燥令行，用之可敛阴和营，亦可防辛散风药和燥烈之品清泄太过，反伤阴液；加以生姜、大枣可调和脾胃，益气生津。全方之核心在于"升阳益胃"，东垣将补脾药与风药相合，补中有散；辛散之品与敛阴之味并投，散收并用，使补而不滞，发散之功得显，而无耗气伤阴之弊。

9. 冯　玲：老师，除了以补中益气汤为代表的甘温除热、益气升阳治则外，您认为李东垣还有哪些调理脾胃的学术思想值得我们学习？

　　路　老：东垣师从易水先生张洁古，他继承了先师调理脾胃的学术思想，谨遵先师"尝戒不可用峻利食药"的思想。在食伤脾胃的辨治中强调"养正积自除"的治则，根据临证实际，灵活化裁张洁古枳术丸以辨治本病。本方由枳实（麸炒黄色，去穰）一两，白术二两组成，并用荷叶裹烧饭为丸。东垣言其具有"治痞、消食、强胃"之功。方中白术其甘温可补脾胃之元气，其苦味除胃中湿热，利腰脐间血；配以枳实，味苦性寒，善消痞化积，两药相合，白术过于枳实克化之药一倍，补大于消。东垣言之乃先补其虚，而后化其伤，则不峻矣。同时，裹以荷叶烧饭为丸，可助脾阳升清运化，且与白术相协，亦可滋养谷气。东垣在继承先师思想的基础上，亦加以创新发挥，如治老幼元气虚弱，饮食不消者，东垣则合入橘皮健脾行气，即橘皮枳术丸；若气滞明显者，则以木香枳术丸破滞气而消饮食；若湿热困脾，其人痞满闷乱不安，东垣则重用枳实消积导滞，加以大黄、黄连、黄芩、泽泻清热利湿，白术、茯苓、神曲健脾和胃，即枳实导滞丸。

10. 冯　玲：老师，您认为我们应该如何看待李东垣的脾胃学术思想对于现代临床的指导意义？对您的学术思想有何影响？

　　路　老：现代人工作压力增大，生活节奏过快，喜怒忧悲，七情失调，劳逸过度，内损元气，而致阴火内生。火热之邪，内扰心神而见心烦不安、失眠、心悸、多梦，火热内耗津液，肌肤黏膜失养而见口舌干燥等。因此，东垣的甘温泻火、益气升阳、健脾消食等治法对于当今临床仍然有着重要的指导意义。在临床中我治疗失眠、口腔溃疡等疾病时多遵东垣"阴火"之说，以调补脾胃为法治之。此乃上焦心火独旺，下焦相火内扰，中焦湿浊内阻，火与湿相互胶着难解而成"阴火"之证，在治疗时当先健运脾胃，使清浊升降如常，中焦湿浊自消。脾胃健运，水谷化为精微而充养五脏，肾精得充而使肾之阴阳调和，相火内济；肾水足，上济心火而不至于独亢于内。这样脾运如常，心肾相交，阴阳调和，阴火自消。同时，我们也应该认识到东垣思想的局限性，由于其所处战乱年代，故治法上补重于消，用药多以益脾气、升脾阳为主，而对于养胃阴、降浊邪的力度不足。现代人多嗜食肥甘，肥胖、血脂异常等代谢性疾病增多。因此，在临床上我们也应结合后世温病学家固护胃阴、化湿降浊的思想，随证治之。经过多年的临床实践，我也逐渐归纳出了"持中央，运四旁，调升降"的脾胃学术思想。

八、关于叶天士学术思想传承的专题访谈

叶天士是清代温病学大家，创立了以卫气营血为纲的温热病辨证体系，同时提出了脾胃分治的学术思想，极大地丰富了中医脾胃学说的理论体系。路老博采众长，吸收和继承叶天士的养胃的学术思想，提出了"顾润燥"的学术思想，推动了脾胃学说研究的发展，学生冯玲根据相关内容，整理专题访谈如下。

1. 冯　玲：老师，在中国医学史上，叶天士是一位具有巨大贡献的伟大医家，请您谈谈叶天士有哪些学术理论，其中对您影响最大的学术思想是什么？

　　路　老：叶天士是清代温病学派大家，他博览群书，博采众长，善于创新，主要学术贡献是创立卫气营血辨证体系，发挥三焦分证之理，临证诊断尤重辨舌验齿之法。叶天士论治内伤杂病亦有颇多建树，如倡导脾胃分治，善于甘润养胃；发展前人中风学术，立"阳化内风"之说；阐明络脉病理论，开创络治法之先河，其特色在于对脾胃学说的发挥和从脾胃论治全身疾病。叶天士很是重视脾胃的作用，他继承了《黄帝内经》中脾、胃生理功能及特性的观点，以及《伤寒论》中脾、胃分属太阴、阳明的学术观点，更是十分推崇李东垣的脾胃论，在此基础上，提出脾胃分治、胃阴学说、胃阳学说等创新性的理论。叶天士学术思想是构建温病理论体系的基石，叶氏医术是华夏医学史上不朽的丰碑，其中叶氏脾胃学说是叶天士对中医脾胃思想的巨大贡献，对后世医家临证辨治脾胃疾病具有指导意义，对我临床治疗脾胃病亦有着深远的影响。

2. 冯　玲：老师，您对叶天士的脾胃学术思想颇有心得，请您谈谈
　　　　　　 叶天士对李东垣的脾胃思想最大的发展是什么？

　　路　老：脾胃分治是叶天士对李东垣脾胃学说的继承与发展，脾
胃学说最早源于《黄帝内经》，经过各方医家的继承与发展，到金
元时期，以李东垣《脾胃论》为代表，脾胃学说得以确立，然东垣
时期战乱不休，多是脾胃阳气虚衰证，故详治脾而略治胃，脾胃合
论，以治脾之药来治胃。叶天士虽推崇李东垣的《脾胃论》，却也
提出了李东垣的不足之处，他认为李东垣的脾胃学说，重在理脾，
强调益气升阳，然脾胃升降有别，一味升散，则易伤胃阴。叶天士
认为脾胃的生理功能特点不同，故临床治疗时不可一概以脾论之。
叶天士在继承了前人脾胃学说的医学成就基础上，结合自己学习及
临床所得，创新性地提出了脾胃分治的学术思想，强调脾宜温宜
升，胃宜润宜降，这便是叶天士对李东垣脾胃思想的发展，叶氏脾
胃分治的思想弥补了李东垣重在治脾的不足，为胃阴学说的产生奠
定了基础。

3. 冯　玲：正如您所言，脾胃分治有着重要的学术价值，请您谈谈
　　　　　　 它的理论基础，帮助我们更好地运用于临床。

　　路　老：首先，脾与胃以膜相连，脾胃位居中州，以运四旁，其
性一阴一阳、一升一降，存在着不同于一般脏腑关系的结构，故当
需分而治之。且脾为脏，主运化，化生精微，藏而不泄；胃属腑，
主受纳，腐熟水谷，化而不藏。脾胃这种不同的生理功能特点必然
决定了其治疗原则的不同。脾体阴而用阳，性湿而善升，喜燥而恶
湿；胃体阳而用阴，性燥而善降，喜润而恶燥。因此两者在深层上
存在着阴阳互助、燥湿相济的密切关系。其次，历代医家也为我们
临证提供了很好的借鉴，正如叶天士《临证指南医案》所说"纳食
主胃，运化主脾"，又说"太阴湿土，得阳始运，阳明阳土，得阴
自安，以脾喜刚燥，胃喜柔润也"，"脾胃当分析而论"，"脾阳不

足，胃有寒湿，一脏一腑，皆宜于温燥升运者，自当恪遵东垣之法；若脾阳不亏，胃有燥火，则当遵叶氏养胃阴之法"。

4. 冯　玲：老师，脾与胃虽同属中焦，但其功能有别，喜恶不同，叶天士创脾胃异治，对您脾胃学术思想有何影响？

　　路　老：中医讲传承与发展，叶氏深研诸家之说，洞悉其中弊端，提出了脾胃分治的思想，而我学习叶氏的脾胃学说，临床中用药据脾胃生理之不同而区别。脾胃者虽同居于中焦，然其性各异，脾为太阴湿土，喜燥恶湿，其气主升，职司运化；胃为阳明燥土，喜燥恶湿，其气主降，责在受纳，故"脾宜升则健，胃宜降则和"。治脾宜温燥升发之法，治胃宜甘凉润降为要；治脾多遵温散升发之旨，喜用白术、黄芪、升麻等温升之品，以合脾之升发之性，治胃遵甘凉润降之说，常用叶氏养胃汤、沙参麦冬汤等以求胃之沉降之性。我于临床调理脾胃病，常将脾胃结合在一起，脾胃同调，升降并用，润燥并施，纳化合一。

5. 冯　玲：老师，脾胃的生理特性是脾升胃降，叶天士的思想也多有体现，请您谈一谈对"胃宜降则和"的认识。

　　路　老：胃者，六腑之一，泻而不藏，以降为顺。如叶天士所言，"胃宜降则和"，若"胃气上逆固病，即不上逆但不通降，亦病矣"。叶天士指出胃的升降失调包括胃失通降和胃气上逆二端，胃失通降则排泄传导不利，临证可见脘腹痞满，大便不爽；胃气上逆者则胃失和降，气逆于上，证见呕恶、反胃、呃逆等。"故凡遇禀质木火之体，患燥热之症，或病后热伤肺胃津液，以致虚痞不食，舌绛咽干，烦渴不寐，肌燥熇热，便不通爽，此九窍不和，都属胃病也……故先生必用降胃之法"。叶天士治胃之法，与常法不同，既不依赖辛开苦降之药，又不主用苦寒直折之品。叶氏认为此两者均易损伤胃气，故用"甘平，或甘凉濡润，以养胃阴，则津液来

复，使之通降而已矣"。强调润养胃阴而胃腑自降，此为叶天士通
降法之精髓。

6. 冯　玲：老师，叶天士最早创养胃阴之法，为各医家所遵循，请
　　　　您谈谈叶氏养胃阴之法的具体应用。

路　老：《素问·至真要大论》中言："燥者润之。"《金匮要略》
麦门冬汤也是胃阴思想的体现，一直到清代，在前人的基础上结合
自身的经验，叶天士创立了胃阴学说，具体地提出了关于胃阴虚病
证的治疗方法。叶天士认为造成胃阴虚的原因主要有燥热、病伤不
复、药劫胃津等，临床表现主要以胃阴亏虚较甚，燥热未清为特
点，常见不饥不纳，或知饥少纳，或食味不美，音低气馁，不渴，
或烦渴思凉饮，口苦便艰，舌嫩少津，脉细略数等。胃为阳土，喜
润恶燥，治宜甘凉濡润法，甘凉可以解燥热，濡润可以养胃阴，从
而达到清养胃阴的目的。津液来复，则胃的通降功能得以复常，所
谓"胃宜降则和"，养胃阴而胃腑自降，这是他的一大发明。其治
法方药受启于仲景的麦门冬汤，常用北沙参、麦冬、石斛、玉竹、
天花粉、生甘草、蔗汁等甘凉濡润、养阴生津之品，而使胃阴顺
降，也可配用粳米、糯米、南枣等甘平益胃、补益脾气之味，以助
升运。脾气升，胃气降，脾胃升降复常，则九窍和而通利。

7. 冯　玲：临床上单纯胃阴虚少见，病情常较为复杂，夹有兼证，
　　　　请您谈谈对叶天士治疗胃阴虚兼证的认识。

路　老：在《临证指南医案》中，叶天士对于胃阴虚兼证的治疗
也有许多记载，如肝胃阴伤，神伤思虑，木火升腾，风阳扰胃者，
主张在调养中焦的同时，必先制肝，也就是养胃平肝法。"胃为阳
土，宜凉宜润，肝为刚脏，宜柔宜和"。酸能制肝，敛阴生津，甘
能令津还，常用阿胶、生地、白芍等以养肝柔肝；用人参、麦冬、
知母、粳米、秫米、茯苓、小麦、南枣等，益胃养胃；用木瓜、乌

梅、五味子、川楝子、桑叶、橘叶等，选择一二味以制肝木。如肝风内动，眩晕欲仆者，则加牡蛎、天麻等，以平风阳；若神伤思虑等精神因素所致者，叶氏又常用柏子仁、茯神、远志、酸枣仁、川贝母等安神宁心之品作为配伍。再如肺胃阴虚者，叶氏认为多是由于阳盛之体，或患燥热之证，或病后伤及肺胃之阴，或误治伤津等导致胃津日耗，不司供肺，治疗以甘凉养胃，上以供肺，即培土生金法，亦即是《黄帝内经》"虚则补其母"的方法。胃阴虚甚者，侧重于甘药，常用沙参、麦冬、扁豆、茯神、粳米、南枣、糯稻根等；肺燥重者，侧重于清养，常用沙参、麦冬、石斛、玉竹、天花粉、蔗浆、梨肉、生甘草等，倘胃阴虚肺燥并重，则上述两类药物可相宜使用。又如胃阴亏虚，络损血溢上窍者，病因以内伤为多，叶氏主张清养胃阴，制约阳动阳升，从而达到血止的目的，多取甘寒之品，如北沙参、麦冬、玉竹、石斛等阴静之药，养胃阴，清虚热，制阳动。对病久失血、胃气不足者，则参以甘平或甘缓之品，如山药、生扁豆、茯神、糯稻根、粳米、南枣、炙甘草等扶中益胃，择其一二味于清养胃阴剂中，并在辨证的基础上，针对病机用药，适当配用一二味凉血止血药，或活血止血药。

8.　冯　玲：叶天士以阴阳为纲，创立了胃阴学说。同时，叶天士亦重视胃腑之阳气，诊治胃阳虚医案众多，请您谈谈叶氏"通补胃阳"之法。

路　老：后人对叶天士胃阴学说推崇备至，却不知叶天士对胃阳的通补亦有所悟，他提出"食谷不化，胃无火也"，"胃阳不旺，浊阴易聚"。可见叶天士认为胃亦有阴阳，当分而论治，据此，叶氏云"此刚补不安，阳土不耐辛热矣，议宣通补方""胃属腑阳，以通为补"。所谓"通补阳明法"，即以辛甘温药，通补合用，补泻相参，使胃阳得补而不滞，阳明得顺而不壅。胃阳之伤，每见口淡无味，泛吐清涎，不饥少纳，嗳哕呕吐，便溏，汗出形寒怯冷，脉小濡缓等。叶天士治疗胃阳虚常用大半夏汤，与《金匮要略》中有所不同，叶氏以人参为主，半夏为辅，易白蜜为茯苓，即去缓柔之品，加淡渗之物，将方义从辛润甘柔变为甘淡辛通，使治胃虚呕吐之方成为通补阳明之剂，实属精妙。正如书中所言："总之，治胃之法，全在温通，虚则必用人参，药味皆属和平。"

9. 冯　玲：《临证指南医案》中言"胃为传病之所，肝为起病之源"，重视肝胃同治，您是如何看待呢？

　路　老：张仲景在《金匮要略》中记载："见肝之病，知肝传脾，当先实脾。"体现了其治肝先治脾的思想。叶天士受仲景思想的影响，在临证辨治脾胃病时也非常重视调肝的重要性。同样，临床上我们治疗脾胃病也十分看重调肝。胃其性属土，有纳化之功，而肝其性属木，有条达疏泄之性，肝木可促进胃土之纳化。肝其司在情志，若情志失调，情志郁结，郁久化热，热灼肝阴，邪热横逆犯胃，伤及胃阴，则出现肝胃阴虚，症见胁痛，恶心，干呕善噫，气寒心痛，头目眩晕，肢体麻木，咽干唇赤，舌绛或舌光剥，左脉弦数。临床表现除有肝胃阴液不足表现外，尚有风阳上扰，横逆犯胃的症状。对于这种中虚木贼之候，临床上治疗较为棘手。疏肝理气则虑其辛燥伤阴；补中益胃则恐其壅逆呆滞。对此应遵叶氏"用药忌刚用柔"之旨，主张在调养中焦的同时先调肝木，常用阿胶、生地、白芍等以养肝柔肝；用人参、麦冬、知母、粳米、秫米、茯苓、小麦、南枣等，益胃养胃；用木瓜、乌梅、五味子、川楝子、桑叶、橘叶等，选择一二味以制肝木。如肝风内动，眩晕欲仆者，则加牡蛎、天麻等药治之。

10. 冯　玲：老师，叶氏关于脾胃病的学术思想迄今为止仍然是临床医师治疗疾病的指导思想，我们在临床上应该如何继承与发扬？

路　老：首先，要注重脾胃的升降。叶氏《临证医案指南》有云："脾宜升则健，胃宜降则和。"临床调理脾胃时，要重视调其升降，如升运脾阳，常在益气健脾的同时酌加羌活、防风、柴胡、升麻、葛根、荆芥、荷叶等品；而和降胃气则可用杏仁、枇杷叶、竹茹、苏子、藿梗、苏梗、荷梗等药。其次，要重视顾全润燥。"太阴湿土，得阳始运，阳明阳土，得阴自安。"既要注重温燥升运，又要顾及甘凉濡润，使两者应用相得益彰。如健脾燥湿常选太子参、山药、茯苓、扁豆、苍术、白术、藿香、薏苡仁、豆蔻仁等品；益胃生津喜用沙参、天麦冬、石斛、玉竹等药。同时，临床调理脾胃病，制方需严谨，用药需轻灵，常选性味平和之品，做到滋而不腻，补而不滞，理气而不破气。用药之道，贵在切病，脾胃虚者，药多量大则不易吸收，小剂轻灵活泼，使脾胃有生发之机，往往奏效。

九、关于王士雄调理脾胃学术思想传承的专题访谈

王士雄，字孟英，为清代后期著名的温病学家，其毕生致力于中医临床和理论研究，对温病学说的发展作出了承前启后的贡献，尤其对霍乱的辨证和治疗有独到的见解，王氏亦重视环境卫生与疫病的关系，对预防疫病提出了不少有价值的观点。

1. 冯　玲：老师，清代医家王士雄的著作《温热经纬》对您有什么影响？

　路　老：王士雄一生著作颇丰，但以《温热经纬》一书流传最广，影响最大，此书以轩岐、仲景之说为经，叶天士、薛雪等诸家之说为纬，集温热学说之大成，对晚清以前的温病学说进行了全面的总结，特别从病因学和发病学的观点及角度出发，对疫病提出以预防为主，重视环境和饮食等防治观点，在温病学发展中具有重要学术价值。不仅如此，针对人们对于暑气、霍乱认识的不足，发他人之未发，补偏救弊，使人们对此有更全面深刻的认识，有力地推进了温热病学的发展。王士雄论治温热病强调斡旋枢机而调畅治节，善用轻清流动之品，清肃肺胃，调整脏腑升降，提高机体的祛邪能力，这一点对我临床影响很大。我提出调升降的学术思想，立足于脾升胃降，斡旋中焦之气机，据此治疗各种内伤杂病，均具有很好的疗效，这和王氏的思想密切相关。我治疗温热、湿热病，喜欢运用轻灵流动之品以疏畅气机、调达治节，这和王士雄的学术思想紧密相关，如王氏在《温热经纬》中言："盖气贵流通，而邪气挠之，则周行窒滞，失其清虚灵动之机，反觉实矣。惟剂以轻清，则正气宣布，邪气潜消，而窒滞者自通。"轻清流动则周身气机畅

达，正气通则邪气消。我在临床上喜用存津养阴的方法治疗温热病及其他杂病，每喜用石斛、北沙参、西洋参、天花粉、麦冬等药物，以及西瓜汁、梨汁、蔗浆等果汁，取甘凉生津、滋阴养液之意，颇受王氏思想之影响。

2. 冯　玲：老师，王士雄临床深研六气之本质、详述六气之阴阳，对六淫学说颇有自己的见解，请您分析一下其对六淫邪气分阴阳有怎样的认识？

路　老：六气者，即自然界之"风、寒、暑、湿、燥、火"六种气候变化，其可变生"六淫"邪气。"六淫"邪气是温病的致病因素，王氏对此潜心研究，建树颇多。风、燥、湿为患，治时当分寒热。王氏论六气，承《黄帝内经》之旨，以阴阳为纲，将其归为两类。正如其所言："所谓六气，风寒暑湿燥火也。分其阴阳，则《素问》云寒暑六入。暑统风火，阳也；寒统燥湿，阴也。言其变化，则阳中惟风无定体，有寒风，有热风，阴中则燥湿二气有寒有热；至暑乃天之热气，流金烁石，纯阳无阴。"他认为六气可以分为阴阳两类，暑、风、火属阳邪，寒、燥、湿为阴邪。阳邪中风邪最无常形，变化多端，常兼他邪致病而有寒热之变化；阴邪中燥邪、湿邪亦可分为寒热，然湿邪分旺于四时，而于长夏最旺，此时暑热蒸腾，故王氏认为"热湿多于寒湿"。至于燥邪，王氏认为"燥为凉邪，阴凝则燥，乃其本气。但秋燥二字皆从火者，以秋承夏后，火之余焰未熄也。"故治时当分"温润""凉润"。寒暑二邪却无此特性，皆为至阴至阳之气。正如其所言："寒者，水之气也，热者，火之气也，水火定位，寒热有一定之阴阳，寒邪传变，虽能化热而感于人也，从无阳寒之说，人身虽有阴火，而六气中不闻有寒火之名……暑邪易入心经，寒邪先犯膀胱，霄壤不同，各从其类。故寒暑二气，不比风、燥、湿有可阴可阳之不同。"在王氏看来，寒、暑二气，不似风邪之变化多端，不似燥、湿之邪可兼寒热之不同，寒为至阴之气，暑为纯阳无阴。

3. 冯　玲：老师，王士雄对暑、火邪气有何独特的认识？

路　老：暑为纯阳之体，与火热皆为一气。暑为长夏之气，烈焰蒸腾，万物为之燔灼，人感而受之，则阴液煎熬，汗出而气泄。暑为纯阳无阴之气，其于火热皆属一类，为火热之气之盛者。王氏云："若知暑为热气，则不可冠以阴字，其实彼所谓阴者，即夏月之伤于寒湿者耳。设云暑有阴阳，则寒亦有阴阳矣，不知寒者，水之气也，热者，火之气也，水火定位，寒热有一定之阴阳。寒邪传变，虽能化热而感于人也，从无阳寒之说。"王氏强调了暑气和寒气的阴阳定位，暑为纯阳，寒为纯阴，均不可再分阴阳。

暑中本无湿，而多夹湿。在王氏之前，诸多医家均执暑中多湿之论，然而从实际出发，暑为热之极，易蒸腾地湿，两者多氤氲相兼，人感其气，多生暑湿之病。对此王氏认为："长夏湿旺之令，暑以蒸之，所谓土润溽暑，故暑湿易于兼病，犹之冬月风寒每相兼感。""暑令湿盛，必多兼感，故曰挟，犹之寒邪挟食，湿证兼风，俱是二病相兼，非谓暑中必有湿也。"其认为暑在长夏最旺，而此时湿邪亦旺盛，因此暑热易蒸腾地湿而相兼为病，并不是暑湿合为一气，故称之为夹湿，在治疗这类疾病的时候要注意这一点。

火暑本同宗。皆为日之气，艳阳当空，火热下施，即有三时之暖，夏时之暑。只不过在三时称火热，夏时称暑而已。王氏认为火、热、暑同是一气，而暑独见于夏时，火热四时皆可见。不仅如此，风、寒、燥、湿亦可从火而化，究其原因是郁遏日久所致。联系临床实际亦可佐证，比如肿疡、泻痢诸证，虽不在夏时，然其治仍从火毒立论。清火泻毒，以挫其烈焰，同时顾护阴液，力求凉润，这是王氏治疗温病的最大特色。

4. 冯　玲：老师，王士雄对伏气温病有何认识？

路　老：温病的分类，就其发病类型上看，大致可分新感温病和
伏气温病两种。伏气温病源于《黄帝内经》，历代医家又有不同程
度的阐发，但自叶天士《温热论》问世后，不少医家临床辨治温病
时，则往往遵循叶氏新感之说而忽略了伏气，为提醒后学注意区分
新感与伏气，王士雄则特意对伏气温病的传变方式、特点、初期症
状及治法等方面详加辨析。

王氏指出："伏气温病，自里出表，乃先从血分而后达于气分……
故起病之初，往往舌润而无苔垢，但察其脉软而或弦，或微数，口
未渴而心烦恶热，即宜投以清解营阴之药，迫邪从气分而化，苔始
渐布，然后再清其气分可也。伏邪重者，初起即舌绛咽干，甚有肢
冷脉伏之假象，亟宜大清阴分伏邪，继必厚腻黄浊之苔渐生，此伏
邪与新邪先后不同处。更有邪伏深沉，不能一齐外出者，虽治之得
法，而苔退舌淡之后，逾一二日舌复干绛，苔复黄燥，正如抽蕉剥
茧，层出不穷，不比外感温邪，由卫及气自营而血也。"从来论伏
气者，多侧重于病因、邪伏部位、潜伏时间、化热与否，以及有无
新感外邪等，而王氏的论述，则在病机和辨证方面多有所阐发，亦
为其临证经验之重要总结。其说对伏气温病学说有所补充和发展，
颇有临床指导意义。

5.　冯　玲：老师，王士雄对环境与疾病的发生有怎样的认识？

路　老：王氏在研究中发现，温病之疾的产生与环境的污染、水
源和饮食的不洁关系密切，尤以霍乱为甚。王氏所居的江浙一带地
势平坦，河流交错，而居民饮食灌溉，共用一水，特别是暑月旱
年，热毒蕴蓄，为害更甚，故多霍乱、疟疾等。在沪上，王氏亲见
商舶群集、帆樯林立，人烟繁萃，地多燠热，室庐稠密，秽气愈
盛，附郭之河藏垢纳污，水皆恶浊不堪，以致霍乱疫疠等病流行。
有鉴于此，他力倡疏通河道，毋使积污，广凿井泉，毋使饮浊。湖
池广而水清，自无藏垢纳污之所，秽浊之源无由孳生，井泉多而甘

洌，以为正本清源之计。他还主张饮雨水、雪水，贮水以备用，他在刊行《重庆堂随笔》时详细介绍了审水源、定井位、凿井、试水美恶、验水质好坏等方法。同时，倡用药物来净化水液，主张于夏秋季节，将白矾、雄精置井中，解水毒辟蛇虺；将降香、菖蒲投缸内，去秽解浊；提出以枇杷叶汤代茗，可杜一切外感时邪，方法简便易行，至今仍为民间所习用。他曾认为田螺能澄浊，宜蓄水缸，这实是用生物净化水质的良好方法。他还提倡改善室内外卫生条件，曾言："住房不论大小，必要开爽通气，扫除洁净。设不得已而居市廛湫隘之区，亦可以人工斡旋几分，稍留余地，以为活路。"王氏认为夏秋之际湿热蒸腾，室内多秽，可焚大黄、茵陈等药，以去秽辟浊，预防疾病。在注意饮水卫生、环境卫生的同时，主张节饮食，忌厚味，戒醇酒，宜进清淡饮食，以保护脾胃功能，这对预防夏秋季胃肠道传染病，无疑是一项重要的措施。

6. 冯　玲：老师，王士雄六淫邪气学说对您有怎样的影响？

路　老：王士雄的六淫学说思想让我很有启发。六淫之邪是六气转化而来，是由于非其时而出现的六气。如春天当温暖，却出现了寒冷；冬天当寒冷，却异常温暖，这些年出现的"暖冬""倒春寒"就是很好的说明。所谓六气，就是指风、寒、暑、湿、燥、火六种自然之气。我继承了王氏以阴阳两纲统领六淫邪气的思想，六气可以分为阴阳两类，暑、风、火属阳邪，寒、燥、湿为阴性。风性流动，变化多端，为百病之长，常兼他邪为患，使疾病出现或寒或热之变化。燥虽为阴邪，阴凝则燥，但秋燥者承夏后火炎之势未息，故亦可分寒热。湿邪其性本阴，然其为患则重浊黏滞，瘀滞不通，久则化热，耗气伤津，亦可分寒热。故在临床中对于风、寒、燥邪的治疗时当需区分寒、热之性，论治的时候也当区别寒热用之。

暑与火热同类，其病多兼湿。暑为长夏之气，其性炎热蒸腾，耗气伤液，故暑为纯阳无阴之气，与火热皆属一类，为火热之气盛者。

暑为天气，为纯阳之性，而湿邪为地气蒸腾而成，其性阴凝重浊，因此两者不可混为一谈。然而从实际出发，暑为热之极，易蒸腾地湿，两者多氤氲相兼，人感其气，多生暑湿之病。我在此基础上也有自己的一些发挥，提出了"北方亦多湿"的观点，为湿病的诊治提供了新的思路和方法。

7. 冯　玲：老师，王士雄对霍乱的论治有了更深的发展，将霍乱分为寒霍乱和热霍乱，那么其对霍乱的病因病机有怎样的认识？

路　老：清道光年间，霍乱流行，尤以浙沪一隅为甚，适值王氏悬壶沪上，为救世疾，而深研霍乱病论治，获有不少真知灼见。王氏指出霍乱实可分为热霍乱、寒霍乱，两者有常与变、流行与散在的区别，不可混为一谈。王氏认为热霍乱的病原是一种疫邪，而这种疫邪多由于空气秽浊、水质不洁所致。他分析了当时上海霍乱流行的原因，认为是"臭毒"作祟，遂造成热霍乱的流行，延门阖户，相互传染，而为祸害。此外，王氏根据热霍乱发生于亢旱酷暑之年、夏秋之季，认为该病还与暑湿邪气有关。至于寒霍乱的病因，王氏认为主要是脾虚湿盛，他说："岁土不及，则脾胃素虚之人，因天运而更见其虚，中阳既虚，寒湿自盛，以致朝食暮泻而为飧泄，甚加呕吐而为霍乱。"除此之外，与饮冷贪凉太过及七情郁结等亦有关。

王氏指出热霍乱与寒霍乱的病机与脾胃升降失常密切相关。热霍乱病机由于疫邪及暑湿邪气留着中焦，脾胃升降之机阻滞，清者不升，浊者不降，清浊相干，乱于顷刻，发为上吐下泻，因火主燔灼，其性急速，热迫肠胃，传化失常，故吐泻之势较寒霍乱卒暴，且吐泻之物酸浊臭秽，并兼见口渴、烦躁、小便短赤等症。而寒霍乱之病机多是中阳素馁，升降失司，清浊不分，阴阳二气乱于胸中肠胃，湿浊饮食无火以化，非停留不行，即是飧泄下注，甚至挥霍缭乱，吐泻交作，所吐之物必澄澈清冷而非酸浊，所泻之物亦必完谷不化而不臭秽，并兼见小便利、口不渴等。

8. 冯　玲：老师，王士雄治疗霍乱，以祛邪扶正、恢复脾胃升降为原则，在此原则指导下其治疗霍乱的常用方剂有哪些？

路　老：在霍乱的治疗上，王氏则主张以祛除病邪，恢复脾胃升降功能为要，强调舒展气机，并依据其属寒属热之不同，而制订了两种方案，针对病因，辨证论治。热霍乱若火盛之体，内本无湿，而但感暑邪者，宜甘寒以清之，方如白虎汤、六一散之类；湿盛者，以胃苓汤分利阴阳，暑亦自去；热盛者，以桂苓甘露饮清其暑火，湿亦潜消。凡伤暑霍乱而兼厥逆烦躁者，慎勿认为阴证，若察其小便黄赤，舌苔黏腻或白厚者，宜燃照汤澄冷服一剂，必现热象，若投姜、附，以致不救。甚或手足厥冷少气，唇面爪甲皆青，腹痛自汗，六脉皆伏，而吐出酸秽，泻下臭恶，小便黄赤热短，或吐下皆系清浊，而泻出如火，小便点滴不利或全无，大便灼热者是热极似阴，急进地浆煎竹叶石膏汤服之。

寒霍乱之病轻者，可用藿香正气散，或平胃散加木香、藿香、生姜、半夏之类。湿盛而四肢重着、骨节烦痛者，可用胃苓汤加木香、藿香、大腹皮之类；若兼七情郁结，饮食停滞者，厚朴汤、治中汤治之；若兼头痛、恶寒、无汗者，先以香薷饮解其表，随以大顺散调其里；若阳虚脉弱、腹痛喜得温按、泻出不臭者，来复丹主之；若泻吐不止，元气耗散，或水谷不入，或恶寒战栗，手足厥冷，或发热烦躁，揭去衣被，但察其泻出不臭者，乃阴盛格阳，宜理中汤，甚则四逆汤加食盐少许；若暴泻如水、冷汗四逆、脉弱不能言者，急进浆水散救之，并宜冷服；若吐利无汗、厥逆恶寒、四肢拘急、脉来沉细弦紧、面如尘土者，但宜冷香饮子治之。

9. 冯　玲：老师，王士雄临床用药讲求以轻灵取胜，这对您有怎样的影响？

路 老：王士雄认为："以身中之气有愆有不愆也，愆则邪留著而为病，不愆则气默运而潜消。调其愆而使之不愆，治外感内伤诸病无余蕴矣。"基于这种认识，他治病往往从调愆着手，讲究运枢机、通经络，善用轻清流动之药，致力于气机的通达无愆，常以轻药而收卓效，王者治天下，轻刑罚。疾病的发生虽然有外感和饮食、情志、劳逸所伤之分，但病机不外乎阴阳失调、气机失常、气血失和，治疗不可猛峻，贵在轻便、轻简、轻淡，"疏其血气，令其调达，而致和平"。临证用药如将用兵，不在多而在独选其能，药不贵繁，量不在大，唯取其功，所谓四两拨千斤，"轻可去实"。王孟英《温热经纬》云："轻药竟可以愈重病，所谓轻可去实也……盖气贵流通，而邪气挠之，则周行窒滞。"我反对用药味多量大，因为药量过大、五味杂陈、味厚气雄，则矫枉过正且损伤脾胃，脾胃受损则不能运药，产生不良反应，导致药源性疾病。现在个别医生喜大方量重，病重药重固可，病轻药重则药过病所，诛伐无辜。如有人用熟地黄，常用至 20～60g，则有滋腻碍脾之弊，甚则腹满泄泻、食欲顿减，尤其是一些脾胃病患者，本已虚弱，每日纳谷数两，尚不能运化，况斤余药物煎汤入腹，脾胃焉能承受和运化吸收？我临证处方用药一般不超过 12 味，每味用量一般不超过 12g，常选质轻味薄性平和之品，如宣肺止咳多选桑白皮、枇杷叶、荆芥穗、薄荷等；醒脾化湿用荷叶、藿梗、苏梗、厚朴花等；调畅气血用素馨花、鸡冠花、预知子、佛手、香橼、玉蝴蝶等性味平和、微辛流动之品；清热利湿用鸡矢藤、椿根皮、石见穿、玉米须等；补气祛湿用五爪龙、金雀根等。

10. 冯 玲：老师，王士雄重视脾胃升降的思想对您治疗湿热病证有什么启发？

路 老：王士雄临床注重脾胃的升降出入，其认为脾胃病则出纳升降枢机失常，而诸病丛生，"浊不能降而腹痛呕吐，清不能升而泄泻无嚏"。他在治疗湿热病证中，习用枇杷叶、杏仁、旋覆花、薤白、瓜蒌、厚朴、枳实等调畅气机之品，以及宣脾运中之陷胸汤、温胆汤、泻心汤等方剂，在霍乱的治疗中更是主张恢复脾胃升降功能。这些思想对我治疗湿热病证的影响很大，我在治疗湿热病证时喜欢从调脾胃升降入手，斡旋中焦气机以化除中焦湿热邪气。脾胃者，一阴一阳，一升一降，为气机升降之枢纽，脾胃镇中州而主升清降浊，职司人体水谷之纳化，贵乎升降有度。有度则水谷得运，虽感客邪，亦潜消默化，不能留着为病。若其纳运失调，则水谷之物壅滞于中而生湿浊之物，湿邪不唯有滞升降之机，且易招秽浊之邪，交恋中焦，乱于肠胃。我喜用藿朴夏苓汤加减治之。而湿浊之邪，重浊黏滞，易阻滞气机，且湿邪瘀滞太久则化热，湿与热胶着更难速解，故当针对病因，辨证论治。若热盛于湿，宜清热化湿，可用六一散之属；湿盛者，以胃苓汤分利阴阳，暑亦自去。

十、关于吴澄调理脾胃学术思想传承的专题访谈

脾胃学思想肇始于《黄帝内经》，后经历代医家继承发展日臻完备。然前贤治脾胃，多重脾阳而轻脾阴，清代吴澄参《易经》之大义，集诸家之大成，合己之所得而著《不居集》，倡言理脾阴法，自成一家之言，弥补东垣脾胃学说之未备，与叶天士"养胃阴"之说相得益彰。有关其学术思想，曾与老师探讨如下。

1. 冯　玲：老师，清代吴澄著《不居集》一书，其对脾胃病思想的完善具有重大意义，该书为何名为《不居集》呢？

   路　老：木欲实，金当平之；火欲实，水当平之；土欲实，木当平之；金欲实，火当平之；水欲实，土当平之，此治实之本也。金为火治，泻心在保肺之先；木受金残，平肺在补肝之先；土当木贼，损肝在生脾之先；水被土乘，清脾在滋肾之先；火承水克，抑肾在养心之先，此治邪之本也。金太过，则木不胜而金亦虚，火来为母复仇；木太过，则土不胜而木亦虚，金来为母复仇；水太过，则火不胜而水亦虚，土来为母复仇；火太过，则金不胜而火亦虚，水来为母复仇，水虚劳又是不居之证，非居于热、居于寒、居于补、居于散者可疗，宜因病而施治，故曰《不居集》。

2. 冯　玲：临床一般多重脾阳之论治，为什么吴澄在其著作《不居集》一书中倡理脾阴思想？

   路　老：吴澄先生独辟蹊径，于《不居集》中明确提出治疗脾阴之证的方法，并倡导调理脾阴之原则，他慎用寒凉药物，而强调芳香甘平之法则，可谓独树一帜。《素问·太阴阳明论》有云："脾病

而四肢不用，何也？岐伯曰：四肢皆禀气于胃，而不得至经，必因于脾，乃得禀也。今脾病不能为胃行其津液，四肢不得禀水谷气，气日以衰，脉道不利，筋骨肌肉皆无气以生，故不用焉。"此言揭示了脾胃在人体气血生成与传输中的核心作用。而《素问·阴阳应象大论》亦言"阳化气，阴成形"，意味着阴阳两者在人体生理活动中各有其独特作用。脾在人体生命活动中发挥关键作用，这完全依赖于脾阴与脾阳的相互协调与依存。脾阳的功能在于健运与升发，而脾阴则是脾所蕴藏的营阴，是从津液中提炼出的精细物质，"脾藏营，营舍意"，珍贵之处在于其秘藏与滋养之性。

3. 冯　玲：老师，清代吴澄医家提出了"理脾阴"学说，弥补了历代医家重脾阳而轻脾阴的不足，吴澄的理脾阴思想是如何形成的？

路　老：历来对脾阳虚较为重视，对脾阴虚阐述较少，然而证之临床并不乏见。吴澄在总结前贤认识的基础上，集诸家之大成，合己之所得而著《不居集》，倡言理脾阴法，自成一家之言，明确脾阴虚乃"相火者……炽而无制，则为龙雷，而涸泽燎原……上入于脾，则脾阴受伤"，阐述了劳倦忧思，脾阴暗耗；内伤七情，五志化火；大病久病，五脏之阴大亏，皆可成为耗伤脾阴的病因。其深究"虚损之人，多为阴火所烁，津液不足，筋脉皮肉皆无所养"的病理特点，从而认识到由此患者可出现"而精神日渐羸弱，百病丛生矣"等诸多表现，并认为"以胃气为主，胃气旺则五脏受荫，水精四布，机运流通，饮食渐增，津液渐旺，以至充血生精，而复其真阴之不足。"

4. 冯　玲：吴澄治疗脾阴不足的常用药物与方剂有哪些？

路　老：吴澄遵"形不足者，温之以气；精不足者，补之以味"的原则。同时，他考虑到虚劳病症往往病程长久，脾胃功能本就虚弱，诸如四君子汤、四物汤等虽为滋补之剂，但过于滋腻厚重，脾胃难以承受。因此，吴澄特别强调了"燥润合宜，两不相碍也"的治疗原则，在选择药物时，多选用芳香甘平之品，旨在培补脾胃而不伤及津液，通过调理脾胃以健胃，同时补阴以助阳。他创制了中和理阴汤、理脾阴正方、资成汤、升补和中汤、畅郁汤、理脾益营汤、培土养阴汤、参脉保金汤、味补汤九个临床验证有效的方剂，主要用于治疗脾阴虚所致的虚劳症状。这些药物方剂中，常选用太子参、山药、玉竹、石斛、百合、白扁豆、莲子肉、茯苓、茯神、荷叶、白芍、紫河车、燕窝、甘草、谷芽、老米等药材，为脾阴虚的治疗提供了宝贵的参考。

5. 冯　玲：吴澄补脾阴思想指导下的用药配伍有何特色？

路　老：吴澄指出，"古方理脾健胃，多偏补胃中之阳，而不及脾中之阴"，他提倡采用"芬香甘平之品培补中宫，而不燥其津液"的理脾阴方法。在药物配伍上，特点如下：一是善于将甘平药物与血肉有情之物相结合。脾为阴土，善于升运，喜燥恶湿，因此平补脾阴既能补其虚又不伤阴液，既能除湿又不滋腻留邪，既能行气又不阻碍脾胃运化。他常选用补而不燥、滋而不腻、行而不滞的平和滋补品。对于血肉有情之物，他则选用猪腰、猪肚、猪肺、海参、燕窝、鳗鱼等，以符合"精不足者，补之以味"的古训，共同达到补益脾阴的目的。二是偏好使用芳香醒脾的药物，如荷叶、荷蒂、莲肉、莲须、藕节等。吴澄在滋养脾阴的同时，也注重脾气的调理，脾的常态是健运，他多用芳香醒脾之药来疏通气机，宣化湿浊，健脾开胃，以恢复脾的运化功能，同时减轻滋阴药物的黏腻之性，达到相辅相成的效果。三是选用益气健脾且药食同源的药物，如山药、扁豆、薏苡仁、老米等甘淡平和之品，这些既是药物又是食物，作用温和，不损伤正气，特别适合脾胃极度虚弱、不能耐受补药的患者，只要使用得当，也能取得良好的疗效。四是强调缓缓调理，脾阴不足会导致脾运受损，如果短期内大量使用滋补药物，反而会损伤脾胃，因此吴澄采用缓缓调理的方法，一方面药物剂量小，有利于脾胃的运化；另一方面使用丸剂，取"丸者缓也"之意，特别适合在治疗的后期阶段巩固疗效，直至完全康复。

6. 冯　玲：老师，您擅长从脾胃论治内伤杂病，吴澄补脾阴思想对您产生了怎样的影响？

路　老：吴氏既吸收了李东垣的脾胃学说，又融入了朱丹溪的养阴学说，在此基础上倡言"理脾阴"，创造性地提出了理脾阴的思想和治疗法则，与叶天士"养胃阴"之说遥相呼应，补充和完善了李东垣脾胃学说。我在吸收了东垣"升脾阳"、叶氏"养胃阴"思想的基础上，继承了吴氏"补脾阴"学说，使得临床运用脾胃思想治疗内伤杂病更加完备。临床治疗一些消化系统疾病，采用燥脾润胃的治法，疗效并不尽如人意，但是根据吴氏补脾阴思想指导，采用滋脾润燥治法，往往取得了很好的疗效。《素问·宝命全形论》中说："人生有形，不离阴阳。"说明人体是一个阴阳对立统一体，五脏六腑均有阴阳可分，正所谓"孤阴不生，孤阳不长"。因此，脾脏在生理上有脾阴、脾阳之分，病理上则有脾阴虚、脾阳虚之别，两者不可偏废，而吴澄的补脾阴思想很好地补充了前人重脾阳而轻脾阴的不足。

7. 冯　玲：老师，吴澄倡"理脾阴"，叶天士重"养胃阴"，他们的思想对您"顾润燥"学术思想的形成有什么影响呢？

路　老：脾脏与胃腑，虽同属土，但一阴一阳，在生理上相互关联，在病理上相互影响。脾阴虚可合并胃阴不足，胃阴虚又常兼见脾阴虚。叶天士和吴澄，一重胃阴，一重脾阴，两者相得益彰，交相辉映，实补东垣之未备。我在继承叶、吴之说的基础上，各取所长，提出了"顾润燥"之说。一般而言，脾喜燥而胃喜润，脾病治宜温补升阳燥湿，胃病治须清润通降，但应知脾恶湿，治胃不宜过于润降，过则伤脾；胃恶燥，治脾不宜过于刚燥，过则伤胃。然而脾胃具有阴阳之分，均可出现或燥或湿之变，脾虽喜燥恶湿，但脾阴虚在临床并不少见，逢之又当滋脾润燥，以甘淡、甘平为主，甘能补脾阴、益脾气，淡能渗湿祛浊，可使补而不燥，滋而不腻。燥可祛湿，润可濡燥，燥与润是指药物对立的两种性能，我在使用燥湿之剂时，为防止伤阴耗液之弊，常佐以滋阴润燥之品，在使用滋阴之剂时，为防止滋腻太过而有助湿之虞，常佐以芳香辛燥之品，从而润燥相宜，相得益彰，以合脏腑阴阳之性。

8. 冯　玲：老师，您认为脾阴虚是怎样形成的？您临床喜欢用哪些
　　　　　药物治疗脾阴虚？

路　老：脾阴虚多因外感内伤而成，外感六淫、内伤七情、饮食劳倦等均可耗伤脾阴而致脾阴虚，如外感暑邪、湿热、燥邪，入于脾胃皆可伤及脾阴；或七情郁滞，思虑过度而耗伤脾阴；或五志过极，化火伤及脾阴；或劳倦内伤、久病虚损，易于损及脾阴。另外，在现代社会大环境的变革之下，脾阴虚的病因又有所不同，如过食辛辣厚重之味，烹饪常用辛香燥烈之香料，这些辛香燥烈之品皆可助火，从而耗伤脾之阴液；工作压力巨大，经常加班熬夜，又缺乏运动，造成劳倦失宜，轻则损伤脾气，日久耗伤脾阴；熬夜过多，经常到凌晨一两点才睡觉，日久耗伤五脏之阴，损及脾阴；现代人以非体力工作为主，常常思虑过度，思则伤脾，亦可损及脾阴；长期用电脑、手机等电子产品，久视伤目，损及肝阴，久则盗及脾阴。脾运化功能的正常发挥需脾阴和脾阳共同完成的。脾之功能活动是以脾阴为物质基础，脾气可化生阴血，统摄血液而固阴，脾阴又可化生脾气。倘若脾阴不足，则脾气功能亦减弱。治疗脾阴不足，当滋脾阴，兼补脾气。故我在临床治疗脾阴不足时喜用山药、莲子肉、白芍、五味子、麦冬、石斛滋脾阴，同时会用黄芪、党参、白术、茯苓等药物补脾气，俾助脾气以化生脾阴，脾气健则脾阴得以生。

9. 冯　玲：老师，脾阴虚和胃阴虚应当如何区分？如果脾胃阴俱虚
又当怎么治疗？

路　老：脾阴虚多见于劳倦内伤、久病虚损。脾阴亏虚，津液无
以上承，则口干不欲饮、舌红苔少；脾阴不足，不能为胃行津液，
则运化无力，纳呆、食少、食后腹胀或灼痛；脾阴匮乏，胃不得脾
阴之资，则和降失职，其气上逆而致干呕、呃逆等；脾阴虚，阴不
制阳，阴虚生内热，则手足烦热、唇焦口燥，脉见细数或细。胃阴
虚多见于急性热病、吐利、饮食不节、恣食辛辣、五志化火等，胃
阴不足，胃中燥热，纳降失职，则易出现胃脘烧灼、隐痛、饥不能
食、干呕呃逆、口燥咽干、大便干结等症。脾脏与胃腑，虽同属
土，但一为阴土，一为阳土，两者在生理上、病理上相互影响。脾
阴虚可合并胃阴不足，胃阴虚又常兼见脾阴虚，脾胃阴俱虚者，宜
养脾益胃兼顾，以甘凉、甘平为主，常用木瓜、乌梅、生山药、芍
药、甘草等品酸甘化阴。

10. 冯　玲：您在治疗脾胃阴虚时为什么喜欢加理气药呢？脾胃均分
阴阳之治，临床应该如何灵活运用，方合脾胃润燥之
本性？

路　老：脾胃阴虚，运化无力，常可导致气滞。另外，用药要讲
求动静结合，滋阴药静而容易滋腻。故在滋养脾胃之阴的同时，可
佐少量理气而不伤阴的药物，如佛手花、绿萼梅、玫瑰花等以防其
腻滞，以理气药物流动之性助养阴药物之运化，动静结合，疗效更
佳。临床治疗脾胃病，既要注重脾胃之阳，还要重视脾胃之阴，只
有脾胃阴阳和合，才能保持升降相依，保证脾胃功能的正常。正如
叶氏所说"太阴湿土，得阳始运，阳明阳土，得阴自安"是也。临
证使用脾胃润燥法应讲究因人、因时、因地制宜，善于变通，润燥
皆不可过，或甘凉濡润，或酸甘化阴，或甘平芳香配以微辛，或甘
平微凉微温，或急下存阴以顾护胃阴，应灵活变通，圆机活法。

十一、关于新时代内伤脾胃致病因素的专题访谈

中医病因学说是中医基础理论的重要组成部分，它揭示了不同种类病因的性质和致病特点，是临床实践的圭臬。随着社会发展，物质生活日益丰富，新的致病因素层出不穷。路老认为脾胃内伤病因，古今有别，故其在勤求古训的同时，结合现代不同的历史时期，不断从临床中揣摩总结，逐渐形成一套完整的脾胃学说，其思想在继承《脾胃论》和历代医家高见卓识的基础上，又有新的阐发。兹从内伤脾胃的致病因素方面作一访谈，以资同道共飨。

1. 冯　玲：您首次提出新时代内伤脾胃的致病因素，那您觉得新时代跟旧时代相比，为什么致病因素会有不同呢？

路　老：李东垣生活于南宋北金对峙的混战时期，战争频繁，民不聊生，战乱之后，疾病流行，仅 1213 年至 1362 年间，流行病就出现 15 次之多。人们在水深火热之中挣扎，由精神恐惧、饥饱无常、劳逸损伤等因素导致的疾病更是数不胜数。东垣学术思想的形成是当时特定社会历史条件下的产物，他所看到的是"朝饥暮饱，起居不时，寒温失所，动经三两月，胃气亏之久矣，一旦饱食太过，感而伤人，而又调治失宜，其死也无疑矣"。故东垣创立的脾胃学说，多是饮食不节、寒温不适、饥饱无常导致脾胃虚弱，脾气不足，百病乃生。如《脾胃论》开篇之"脾胃虚实传变论"即云："元气之充足，皆由脾胃之气无所伤，而后能滋养元气；若胃气之本弱，饮食自倍，则脾胃之气既伤，而元气亦不能充，而诸病之所由生也。"然而随着时代变迁，饮食谱和生活习惯的改变，社会环境的差异，现代社会丰衣足食、物质文明高度发达，人们过食肥甘厚味、起居无常、劳逸过度、工作精神压力大所造成的脾胃病与东

垣时代已截然不同。在这种时代背景下，我通过临证体会到现代社会脾胃受损的原因有其独特的致病因素，虽然仍然是饮食失调，但已由东垣时代的饥饱无常变化为现代的饮食过剩，所以新时代内伤脾胃的治法也与东垣时代有所不同。

2. 冯　玲：您认为新时代致病因素与旧时代有很大不同，那您调理脾胃治疗疾病时所用的治法是否也与古代先贤不同呢？

路　老：东垣论食伤多为饮食不节、寒温不适、饥饱无常损伤脾胃所致。所以在脾胃的升降问题上，特别强调生长和生发的一面，他认为只有谷气上升，脾气升发，才能维持"清阳出上窍，浊阴出下窍；清阳发腠理，浊阴走五脏；清阳实四肢，浊阴归六腑"的正常升降运动。其对于"饮食损胃，劳倦伤脾，脾胃虚则火邪乘之，而生大热"或"脾为劳倦所伤，劳则气耗，而心火炽动，血脉沸腾，则血病，而阳气不治，阴火乃独炎上"的阴火论也是脾胃虚弱所致。

清代名医叶天士崇尚东垣内伤杂病辨治多从脾胃立论的学说，但认为东垣详于治脾而略于治胃，故叶氏据"万物负阴而抱阳"，将脾胃再分阴阳，强调脾胃分治，阐述了"脾喜刚燥，胃喜柔润"的理论，并重视滋养胃阴，尤擅甘凉濡润、甘酸济阴、芳香清养等法，创立了胃阴学说，并完善了"脾胃与五脏相关，而以脾胃为根本"的理论。至吴澄则在总结前贤的基础上，明确脾阴虚乃"相火者……炽而无制，则为龙雷，而涸泽燎原……上入于脾，则脾阴受伤"，阐述了劳倦忧思，脾阴暗耗，内伤七情，五志化火，大病久病，五脏之阴大亏，皆可累及脾阴的病因，从而认识到由此患者可出现"精神日渐羸弱，百病丛生"的诸多表现，与叶天士"养胃阴"之说相得益彰，交相辉映，补充和完善了李东垣的脾胃学说。

我调理脾胃法的思想主要是继承了东垣"内伤脾胃，百病由生"和叶天士"养胃阴"、吴澄"理脾阴"等学说，对其学术思想进行了进一步的阐发，以此提出了新时代调理脾胃法的核心——"持中央，运四旁，怡情志，调升降，顾润燥，纳化常"，这不仅可以运用调理脾胃法治疗脾胃病本身，还应用于眩晕、胸痹、痹证、中风及西医学的痛风、冠心病、高脂血症、风湿病、干燥综合征等诸多方面，均取得较好的疗效。

3. 冯　玲：老师，您说现代社会损伤脾胃的主要因素是饮食过剩，那么饮食过剩是如何影响脾胃的功能进而变生诸病的呢？

路　老：目前现代人所患疾病，主要与生活方式有关，饮食因素对脾胃的损伤，其实早在《黄帝内经》中就指出"饮食自倍，肠胃乃伤"。随着现代社会生活水平提高，食物品种越来越丰盛，人们经常三五成群到饭店就餐，鸡鸭鱼肉等肥甘厚腻之品的过多摄入，影响脾胃的正常运化，从而对脾胃造成损伤。

最近美国已出台政策，明令中小学生午餐中一定要有一定比例的青菜，此源于现在快餐太多，孩子从小就吃较多的油炸食品，已有1/4的美国孩子超重，而肥胖是造成冠心病、动脉硬化、高脂血症等慢性疾病的主要原因。《黄帝内经》曰："肥者令人内热，甘者令人中满。"肥腻主要指油脂含量高的食物，如现代流行的卤煮、炸鸡翅、动物内脏、涮羊肉等，此种食物易成食积，积食化热而损伤胃的受纳、腐熟功能，甘厚主要指五味太过，过甜、过咸、过辣等食物易助火灼伤胃阴，胃火过亢或胃阴不足都可使胃的受纳、腐熟功能异常。《脾胃论》中云："胃为水谷之海，饮食入胃，而精气先输脾归肺，上行春夏之令，以滋养周身，乃清气为天者也。"与胃关系最为密切的是脾，脾与胃同处中州，互为表里，脾主运化，胃主受纳，胃的功能受损最先影响到的亦应是脾，脾阳受损，运化失常，则生湿、蕴热、生痰。湿热、痰瘀郁结阻滞气机，进一步影响脾胃的升降出入而变生诸病。

4. **冯　玲**：老师，我国从古至今都有请客吃饭饮酒的习惯，为什么现代人的饮酒方式更容易损伤脾胃呢？

　　路　老：前人饮酒主要以米酒、黄酒、蒸馏酒为主，而现代更多的人嗜好啤酒、红酒。啤酒是用大麦发芽后，使其中的淀粉分解为糖，然后用酵母发酵，加入啤酒花配制而成。啤酒的酒精含量差异较大，德国、澳大利亚较高，多为10%，英国的是3%，我国的一般是3%～5%。少量饮用啤酒有令人神清气爽的作用，还有一定的营养价值，但现代人多是在剧烈运动或劳累后马上喝啤酒，此时血液中的尿酸浓度比运动前高2.1倍，可转化为尿酸的次黄嘌呤增加500多倍，因此易造成痛风。古代饮酒多以锡制酒壶在火上煮热或开水烫热后慢饮，还讲究配下酒菜，这样饮酒方法较科学，一是在煮烫过程中，由于加热酒精会挥发一部分；二是吃菜后胃黏膜得到保护，酒精吸收较缓；三是温酒下肚，易于吸收循环，遍布周身。现代人大都喝冷饮、吃凉菜，更有人因其口感好而饮冰镇啤酒。过食冷饮凉菜最易损伤脾胃之阳，导致运化失常而生湿、饮、痰、瘀，加重心脏负担。《脾胃论》列有专篇讲"饮酒过伤"，"酒性大热，以伤元气……真阴及有形阴血俱为不足"。更有甚者，"以酒为浆，以妄为常"，冰镇啤酒、白酒、红酒一起混饮，阴亏与热、湿、痰、瘀等相兼为病而出现脾胃受损的诸多疾病。

5. **冯　玲**：老师，您一直强调饮食要清淡，少食生冷辛辣之品，您认为生冷辛辣之品是如何对脾胃造成损伤的呢？

　　路　老：现代人尤其喜欢生冷、辛辣的食物。"生"指未经过烹调等处理的食品。清洗不净之品含有致病微生物，过食生物，易致腹内生虫，对此张从正有言："北方贵人，爱食乳酪、牛酥、羊、生鱼脍、鹿脯、猪腊、海味甘肥之物，皆虫之萌。"现在食生鱼片、生虾、醉虾，吃半生半熟的牛肉、羊肉、鸡蛋等已成为一种时尚，殊不知这种饮食往往不干净，会损伤脾胃导致急性或慢性肠炎后而产生呕吐、泄泻等症。"冷"指冷饮或凉食。随着对外交流的加速，许多国外的饮食文化传至国内，各种快餐的饮料都以冷饮为主，冰激凌已较为普及，喜食冷饮者大有人在，更有甚者冬天也吃冰棍或冰激凌；随着冰箱的普及，冰冻过的食物直接入口的也越来越多，冷饮或凉食可直接损伤胃阳或脾阳，导致运化失常，寒湿内停而变生诸病。"辛"指辛辣食物，随着生活水平的提高，饮食品种的多样化，各种辛辣食品受人青睐，尤其是麻辣烫、麻辣火锅、麻辣烧烤等，辛热并存，易产生胃热，灼伤胃阴，而这些品种的食物原料多为牛肉、羊肉等肥甘厚腻之品，肥甘与湿相和易产生湿热，为了减轻辛辣对味觉的刺激，冷饮往往与火锅、麻辣烫等相配，乍冷乍热，脾胃阴阳俱损，这也是现代内伤脾胃的主要原因。另外，现代人工作和生活节奏较快，为了赶班、不吃早饭、暴饮暴食、狼吞虎咽的年轻人比比皆是，久之则致脾胃虚弱而病从中生。

6. 冯　玲：现代社会竞争日益激烈，工作强度大，工作时间长，运动时间少，容易思虑过度，出现纳差、腹胀等症，这是为什么呢？

路　老：中医理论认为"脾在志为思，思伤脾"。随着科技的发展，许多笨重的体力劳动化为机器生产，工业化、机械化造就了越来越多的脑力劳动者，计算机化、网络化使越来越多的人依赖电脑，各种科研课题的设计、新型产品的发明耗费了大量的心血，许多人夜以继日地坐在电脑前冥思苦想，久之则思虑伤脾，久坐伤肉。《素问·举痛论》曰："思则心有所存，神有所归，正气留而不行，故气结矣。"脾为土脏，位处中州，脾气主升，胃气主降，为人体气机升降之枢纽，升降有序，气机通畅，人即安康。一旦思虑太过，气机郁结，气结则水谷不能正常运化，脾不升清，胃不降浊，以致积滞中阻而形体无以所养，故而出现食欲不振、脘腹胀满、四肢乏力等症。另脾胃斡旋于气机居中，其他四脏居四旁，五脏气机上下升降、内外出入均有赖于脾胃气机转枢，若土壅气结，影响肺之宣肃、肝之疏泄、心肾之交等而变生诸病。

7. 冯　玲：现代社会发展迅速，社会关系复杂，社会心理因素对身体健康形成的危害也越来越多，因此现代医学模式也由原来单一的生物医学转变为生物－心理－社会医学模式，您认为这与中医情志致病相符合吗？

路　老：我认为这其实就是中医讲的情志致病。早在《黄帝内经》中就已明确指出"怒伤肝""喜伤心""悲伤肺""恐伤肾""思伤脾"七情致病学说。情志致病与肝的关系最为密切，肝气和则五志易和，肝气乖则五志乖。一方面，由于人们生活、工作压力大而产生焦虑、郁怒、悲伤甚至绝望等情绪；另一方面，物质生活的极大满足带来的精神空虚皆可致情怀不畅，肝失疏泄，气机郁滞，乘脾克胃而致痞满、呃逆、呕吐、泄泻等脾胃病，气滞日久则瘀，瘀阻胃络则出现胃痛等证。

8. 冯　玲：老师，目前我国经济迅猛发展，城市化进程快速推进，很多地区出现了严重的空气污染，其中以雾霾天气危害最大，您是如何看待雾霾对人体的损伤的呢？

路　老：其实，雾霾一词在古代文献中已早有提及，《说文解字》中记载："雾，地气发，天不应。""霾，风雨土也。"《三因极一病证方论》言："然六淫，天之常气，冒之则先自经络流入，内合于脏腑，为外所因。"雾霾主要由空气中微颗粒物超标导致，属外感邪气，邪气由口鼻通过呼吸道进入人体，人体受邪而致病。雾霾悬浮于空中，其性轻扬；雾霾本为雾露兼夹污浊而成，其性秽浊、黏滞，自口鼻而入，循咽喉，走息道而直中肺脏深处，引起肺脏的宣发肃降功能失常，秽浊之邪上扰清窍，可见头脑昏蒙、眩晕。雾霾颗粒物等成分在肺内累积日久，不易排出，遏阻气机，使肺不化气，津液不通，内生痰饮，内生之痰又会进一步阻滞气机。PM2.5颗粒物是构成霾的主要成分，它对人体的伤害最大，可以负载很多重金属离子（如铅、镉、砷等）、化学物质（如硫酸盐、甲醛等）以及细菌、病毒等有毒有害物质，并且可以通过呼吸道进入细支气管、肺泡，进入整个血液循环系统，损害呼吸系统，破坏免疫系统，引发呼吸系统、心脑血管等疾病，并对人们日常出行和生活造成了严重的影响。

9. 冯　玲：现代我们经常会听到年轻人因过劳而猝死的事件，您认为这是如何导致的呢？

路　老：现代社会经济发展迅速，竞争激烈，许多年轻人夜以继日地工作，深夜不寐，生物钟颠倒，大脑不得休息，未能做到很好的劳逸结合。"劳则伤气"，过度劳力则耗气伤体，气津耗损过度出现少气乏力、神疲懒言等症；过度劳神，曲运神机，久则心血耗伤，不能滋养，思虑伤脾而致脘闷纳呆、腹胀便溏等症；过度房劳则耗伤肾精，髓海亏虚而神疲、思维迟钝、记忆力减退、性欲淡漠等症骤起，终致脾肾两虚而出现气短乏力、痞闷纳呆、肢倦神疲、便溏泄泻、腰膝酸软，甚则尿少浮肿等症。此外，随着社会的进步，代步工具越来越多，公交、地铁、自驾车成为主要的出行方式，再加大都市交通拥堵、车水马龙，许多人一天上下班在路上的时间就要 2~3 个小时，身体缺乏适当的锻炼和运动，心身失调，会增加情志的暴躁和抑郁，使人气血不畅，阴火内生，脾胃运化功能失职而变生诸症。

10. 冯　玲：老师，我们知道现代医学在外伤急救、脏器移植、防疫监控等方面突飞猛进，为人类防疫保健等作出了很大贡献，但随着疾病谱的改变，现代疾病的复杂化、细分化，人们服用的化学药品品种越来越多，有的人甚至一次服用十余种西药，加之抗生素、激素的过度使用，药物对胃肠道的刺激造成了反酸、呃逆等胃肠病，有的药物如阿司匹林等甚至会引起胃肠道的出血。您说长期这样是不是就会损伤脾胃功能呢？

路　老：是的，应用不当的药物，比如你说的抗生素、激素等药物的滥用，还有就是现在社会非常敏感的食品安全问题，这些都可以损伤脾胃，久之影响脾胃的正常功能而变生诸症。疾病失治或治疗不佳，会引发新的疾病或演变为新的疾病，而最常见的就是脾胃病，许多疾病的终末期都会损伤脾胃，如现代医学所说的心衰终末期会引起胃肠道淤血而造成腹胀，尿毒症的患者湿热熏蒸、浊气上逆肺胃造成恶心、呃逆、纳呆等，甚至胃气的有无可以作为判断吉凶预后的重要指标，"有胃气则生，无胃气则死"，充分说明脾胃在疾病发生、发展过程中的重要性。

十二、关于新时代内伤脾胃病理机制的专题访谈

中医学认为脾胃为水谷之海，气血生化之源，脏腑经络之枢，后天之本，并将脾胃功能失调视为疾病发生的主要原因之一。因此，脾胃学说是中医理论的重要组成部分，自《黄帝内经》以来，历代医家都有精深研究，路老上承经典，下启当代名医之路，提倡首重脾胃，结合新时代的致病因素，提出了新时代"内伤脾胃，百病由生"的病理机制，遂对此作一专题访谈。

1. 冯　玲：老师，我们知道，脾主运化，胃主受纳，两者共同完成脾胃的生理功能，如果脾主运化和胃主受纳的功能失常，会对身体造成怎样的影响呢？

　　路　老：脾胃在生理上是协调统一的，在病理上是相互关联、相互影响的。脾病可及胃，胃病可及脾。脾主运化的生理功能，可分为运化水谷和运化水液两个方面。运化失常其形成原因多与饮食所伤、外邪困脾，或情志不和、思虑太过，或禀赋素虚、劳倦过度，或久病不复、耗伤脾气等有关。无论何种病因引起脾失健运，都会使中土不得运，纳运无常，清阳不升，浊阴不降，散精无力，不能灌溉四旁，气血瘀滞，痰湿聚集，其主要的病理变化不外运化水谷和运化水液功能的障碍。前者可见纳少、腹胀、食后尤甚、大便溏薄等症。后者可见水湿、痰饮内生，身重，苔腻，甚则肢体浮肿等。若脾失健运，日久不复，其病机发展的趋势，则可因水谷精微吸收不足，以致气血生化乏源，而出现面色萎黄、形体消瘦、四肢无力、头晕目眩等气血两虚之症。

　　胃下连小肠、大肠，俱为传化之腑，胃的受纳功能正常，水谷糟粕才能得以下行。胃与小肠的分清泌浊、大肠的传导糟粕功能密切结

合，共同将代谢后的产物排出体外。胃为腑，传化物而不藏，若胃受纳功能失常，不能正常传化，就会出现食停胃脘的胀满疼痛、呕吐酸腐不消化食物等症，饮食停滞，食积易蕴热而出现脘部灼热、吞酸嘈杂或消谷善饥等胃热之症。

2. 冯　玲：老师，您日常诊疗非常重视脾胃的升降功能，这是为什么呢？

路　老：脾主升清，以升为顺，胃主降浊，以降为和，脾升胃降，相反相成，为气机升降之枢。升降失常是脾胃受到病邪侵袭后所产生的病理变化。东垣非常重视脾胃的升清降浊功能，曰"脾胃既和，谷气上升，春夏令行，故其人寿"，"脾胃不和，谷气下流，收藏令行，病从脾胃生者二也"。若脾胃气机升降失调，则清阳之气不能敷布，后天之精不能归藏，饮食水谷无法摄入，废浊糟粕无法排出，继而可变生多种病证。脾气不升与胃气不降之间也相互影响，清气不升，每易导致浊阴上干，使胃气不降；胃气不降，也可阻碍脾之升清。在病理上，升降失常往往同时存在。脾胃病的基本病理变化有升降不及、升降太过和升降反常三类。

升降不及，主要是脏腑虚弱则升降不及本位，脾气不升，中气下陷则腹泻、便溏、下利、虚坐努责、头昏、尿浊、遗精、滑精，甚至内脏下坠等，此即"中气不足，溲便为之变"；若中焦气机郁滞，阻滞升降，则胃痛、脘痞、腹满、腹胀；大肠以通降为顺，如腑气虚弱或腑气壅阻，失其传导，则糟粕停滞而为便秘。升降太过是指脏腑气机的升降运行程度已超出正常生理范围的病理现象。胆、胃、小肠、大肠、膀胱均以通降下行为顺，若通降太过，就会出现久泻、滑泻不止、脱肛和滑脱不禁等症状。若脾升过度，会导致中焦满闷、肝阳上亢、肺气不降、火热内盛等。升降反常是指脏腑气机的升降运行与其正常趋势相反的病理现象，即当升不升，反而下陷；当降不降，反而上逆。脾气不升，中气下陷，发生泄泻、脱肛、阴挺；胃气不降，反而上逆，而为呃逆、嗳气、呕恶、反胃等症。

3. 冯　玲：老师，人体气机各阶段由相应脏腑所主，其阴阳互变则是由脾胃土气所主的，那脾胃的阴阳是如何互变的呢？

路　老：阳变阴化，长极而收，是阳中之阳变为阳中之阴，其位在阳，由阳土主司其变化，阳土之气由胃所主宰，《外经微言·胃土篇》云："胃，阳土也……阳土必生于君火。君火者，心火也。"故胃功能的正常程度决定着阳变阴化的顺利程度。阳变阴化不利的情况有两种，一种是变化自身不利，即因胃功能不足，变化失司，阳变不足致气蓄积于外而盛。其表现为以肺胃气虚或阴虚为主要病机的证候；另一种是因气长过盛，超过正常变化功能的负荷，致胃功能失调，变化失司，阴化不足，气收不利，因其偶联性反致阳变受制，气盛于外不得收，表现为以心火旺盛、焚土烁金为主要病机的证候。

阳化阴变，藏极而生，是阴中之阴变为阴中之阳，其位在阴，由阴土主司其变化，阴土之气由脾所主宰，故脾功能的正常程度决定着阳化阴变的顺利程度。阳化阴变不利的情况亦有两种，一种是因脾功能不足，变化失司，导致气潜藏而不外达，其表现为以脾肾阳虚、肝寒为主要病机的证候，是气藏不出，形体脏腑不得充养之故；另一种是阳化太过而暴急，超出变化的正常负荷，令变化失司，阴变不利，气藏郁不能出，则表现为以肝气郁结及肝脾不和为主要病机的证候。

4. 冯　玲：老师，您经常说调理脾胃应顺应脾胃的生理特性，润燥皆不可过，应讲究平衡，这句话应该如何理解呢？

路　老：脾为太阴，喜燥恶湿，胃为阳明，喜润恶燥，治脾宜用辛温燥药升之燥之，治胃宜用甘凉药润之降之。尤怡曾说："土具

冲和之德，而为生物之本。冲和者，不燥不湿，不冷不热，乃能化
生万物，是以湿土宜燥，燥土宜润，使归于平也。"润燥皆不宜太
过，太过是"脾湿脏"与"胃燥腑"相济共营"烂谷""运化""升
清""降浊"生理功能失调，所致"脾湿胃热交蒸"的具阴阳两性
的病理变化。脾湿胃燥，不可太过，燥太过，阴液必伤，症见口干
舌燥，渴欲饮水，嘈杂易饥，若下劫脾阴，易致便秘；脾湿太过，
则为水害，生痰化饮，症见胸闷腹胀、水蛊肿满、泄泻黄疸等，痰
饮上犯，胃腑受害可呕吐痰涎。胃燥太过，以阴虚为主；脾湿太
过，以邪实为主。

5. 冯　玲：老师，您提出新时代内伤脾胃的病理产物主要有湿、痰
　　　　　和瘀血，那您认为湿证是怎样形成的呢？湿邪对身体有
　　　　　哪些影响呢？

　　路　老：水湿浸淫，脾土受困，或脾胃纳运功能失调，水液代谢
障碍，形成湿证。或饮食结构不合理，细粮、高能量饮食比重过
大，肥甘厚味太过则伤脾胃。肥厚之品黏腻滞浊易生湿热，甘味性
缓使气机滞留，脾胃升降失司，清阳不升，浊阴不降，津液失于散
布，聚而成湿。湿分为内湿和外湿，脾气虚衰，运化水液的功能障
碍，痰饮水湿内生，即所谓"脾生湿"；水湿产生之后，又反过来
困遏脾气，致使脾气不升，脾阳不振，称为"湿困脾"；外在湿邪
侵入人体，困遏脾气，致脾气不得上升，也称为"湿困脾"。由于
内湿、外湿皆易困遏脾气，致使脾气不升，影响正常功能的发挥，
故脾欲求干燥清爽，即所谓"脾喜燥而恶湿"。

内湿停于肠胃，阻滞中焦气机，则脘痞腹胀，食少纳呆，肠鸣尿少；
脾胃受困，升降失常，则见呕恶泄泻；内湿外渗于肌肉关节，故肢
重体困，下肢浮肿；下流于阴窍，则白带质稠量多；上逆于肺胃，
则咳吐痰涎稠浊。湿为阴邪，易伤阳气，故嗜卧思睡；湿性黏滞难
去，故病势缠绵而病程较长；苔白腻，脉濡缓，俱属湿邪内停之征。

6. 冯　玲：老师，您认为痰是如何形成的呢？痰对身体的影响主要
　　　　　表现在哪些方面的呢？

　　路　老：脾胃纳化失常则"脾虚不运，清浊停留，津液凝滞，变
为痰饮"（《证治汇补》）。水谷不能正常化生精微为机体所用，反
而酿湿成痰，痰性属阴，为病理产物，乃湿聚所成，非但不能营养
机体，反而黏腻滞浊，容易化积，与瘀血并行。如《景岳全书·痰
饮》所言："痰即人之津液，无非水谷之所化。此痰亦既化之物，
而非不化之属也，但化得其正，则形体强、营卫充；而痰涎本皆气
血，若失其正，则脏腑病、津液败，而血气即成痰涎。"

　　痰阻于肺，宣降失常，肺气上逆，则咳嗽咳痰；痰湿中阻，气机不
畅，则见脘闷、纳呆、呕恶等；痰浊蒙蔽清窍，清阳不升，则头晕
目眩；痰迷心神，则见神昏，甚或发为癫狂；痰停经络，气血运行
不利，可见肢体麻木；痰停聚于局部，则可见瘰疬、瘿瘤、乳癖、
痰核等。苔白腻、脉滑皆痰湿之征。

7. 冯　玲：老师，水饮的形成主要与哪些脏器有关呢？水饮的临床
　　　　　表现有哪些？

　　路　老：水饮的形成乃因外伤寒湿、饮食不节、劳欲久病等致
肺、脾、肾三脏的气化功能失常，肺之通调涩滞，脾之转输无权，
肾之蒸化失职，水谷不得运化输布所致。三脏之中，脾运失司，又
首当其冲。因脾阳一虚，水谷精气不能运化，上不能输精以养肺，
下不能助肾以制水，必然导致水液停滞中焦，流溢四末，波及五
脏。水饮的生成除与脾胃关系密切外，尚与肾的蒸腾气化功能有直
接关系，脾阳根于肾阳，"脾胃之腐化，尤赖肾中一点真阳蒸变。"
（《张聿青医案》）肾之蒸腾气化功能直接影响脾运化水饮的功能，
所以《景岳全书·痰饮》认为："五脏之病，虽俱能生痰，然无不
由乎脾肾。"

饮停以心肺、胃肠、胸胁、四肢的病变为主。饮停于肺，肺气上逆则见咳嗽气喘，胸闷或倚息，不能半卧；水饮凌心，心阳受阻则见心悸；饮停胃肠，气机不畅，则脘腹痞胀，水声辘辘，胃气上逆，则泛吐清水；水饮留滞于四肢肌肤，则肢体浮肿，沉重酸困，小便不利；饮阻清阳，则头晕目眩，饮为阴邪，故见苔白滑；饮阻气机，则脉弦。临床以饮留胃肠最为多见。

8. 冯　玲：老师，瘀血是怎样一种病理产物呢？它是如何形成的呢？

路　老：瘀血是血液运行不畅，阻滞于脉中，或溢于脉外，凝聚于某一局部而形成的病理产物。瘀血为有形之邪，停积体内，不仅丧失了血液的濡养作用，而且常常阻滞气机，导致气机升降失常，可出现血瘀气滞、气滞血瘀的恶性循环。瘀血分为经脉内瘀血和离经之血两种情况。脾胃居中焦，脾气主升，胃气主降，为人体气机升降之枢纽。升降有序，气机通畅，人即安康。若脾胃有病，升降失司，气机不畅，脾胃气机阻滞，上下不能相通。气为血帅，气滞气虚日久，不能推动血液正常运行，由气及血，由经入络，由外而里，气血俱病，经络不利，形成瘀血。脾主统血，是指脾气有统摄、控制血液在脉中正常运行而不溢出脉外的功能。若脾气虚损，气不摄血，则血离经脉；脾胃运化失职，痰湿内生，郁而化热，或脾胃气机阻滞，久郁成火，火、热均可迫血离经。离经之血积存于脏腑、胞宫、腠理而成瘀血。

9. 冯　玲：老师，您认为瘀血的致病特点是什么？

路　老：瘀血无论在脉内或脉外，都可导致局部气机不畅，不通则痛。而刺痛不移、拒按、夜重，这是瘀血作为有形阴邪的特征。血瘀凝聚不散，日久渐积而成肿块，且与周围组织粘连，故其质地坚硬而触之有形，推之不移。瘀血初则色见暗红、紫红，久则变为青紫、黑紫，故血瘀证可在病变局部或全身呈现不同程度的青、紫、黑等病色。瘀血阻滞脉道，可迫使后来之血旁流而渗溢脉外，导致各部出血及出现瘀点瘀斑。血瘀于浅表络脉，可见皮肤青筋、血缕及舌下络脉粗胀青紫；血瘀于冲任、宫胞，可见痛经、闭经。若经络之血瘀滞日久，其所分布区域的肌肤长期得不到血液的充分润养，则见肌肤甲错。脉细涩、结代，亦为血行受阻之象。

10. 冯　玲：老师，痰和瘀血有关吗？它们之间的关系是怎样的？

路　老：痰为津聚的产物，瘀为血滞的产物，两者俱属阴邪，在一定条件下，痰阻可致血瘀，瘀阻也可致痰聚，或者痰、瘀二邪在体内相遇而胶结难解，故病情顽固，病史缠绵。痰瘀结于心脑，则心胸闷痛、绞痛，或头目胀痛，痴呆，癫狂，偏瘫；痰瘀结于肺，则胸闷、胸痛，咳喘，喉中痰鸣；痰瘀结于腹中，则腹部癥积坚硬难消，刺痛拒按；痰瘀结于经络、关节，则见瘰疬，关节肿大变形，肢体麻木；而面色晦暗无华，舌淡紫、紫暗或有瘀斑，舌苔厚腻，脉弦滑或沉涩，俱属痰浊、瘀血内停之象。

总之，随着时代变迁，饮食肥甘厚腻、吸烟嗜酒、喜食冷饮冰糕、过度劳心、用脑费神、安逸过度、懒于运动、缺乏锻炼、工作压力大造成情志不畅等成为新时代内伤脾胃的主要因素，脾胃内伤，导致脾运化失常，胃受纳失司，从而脾胃气机升降失和、阴阳润燥失衡，而滋生了湿、痰、水饮、瘀血等病理产物，且又作为新的致病因素，导致其他病证，此为新时代内伤脾胃的病理机制。

十三、路志正教授脾胃学思想形成的当代学术背景专题访谈

脾胃学思想是中医学理论体系的重要组成部分，其发展由原始到成熟，不断地丰富和完善。很多现代医家在前人医学思想和现代医学成果基础上形成了自己的认识，比如刘炳凡教授强调脾胃分治；董建华教授强调胃的通降功能，认为胃气以通为顺；邓铁涛教授认为脾胃阴阳各异，润燥不同，升降有别，在治疗时脾宜升、胃宜降，脾宜燥、胃宜润；徐景藩教授认为脾的主要功能在"运"和"化"；颜德馨教授认为"脾统四脏"，为气血之大源，并创立"衡法"治则；李振华教授认为在治疗脾胃疾病时还应该紧密联系肝，强调"脾宜健，肝宜疏，胃宜和"的观点。路老在吸收前人和当代脾胃学思想基础上，结合时代特点和自己多年的临床经验，提出了"持中央，运四旁，怡情志，调升降，顾润燥，纳化常"的脾胃学思想，进一步完善和发展了中医脾胃学说。

1. 冯　玲：刘炳凡教授是我国当代著名的中医药学家，刘老临床特别重视脾胃，其调理脾胃的学术思想主要有哪些？

　路　老：刘老认为脾胃有盛衰，用药当不同。脾胃者，后天之本，主纳化，为气血之源，是人体生命活动所需能量的源头。因此强调治病先治人，治人必须重视脾胃的盛衰。刘老认为中医学所言之脾胃是一个功能概念，脾胃不仅是人体功能活动的源泉，同时也是提高疗效、增强抗病能力和促进机体康复的重要因素。食物必须经过胃之消磨腐熟、脾之吸收运化，才能发挥营养脏腑、百骸、五官、九窍的作用。在调整脾胃用药时，凡脾胃湿胜者，宜用温燥之药以去其湿；脾胃阴虚者，宜用清润之品以润其燥。除湿润燥，而使土气得平，此乃用药之关键。

刘老认为病有内伤外感之不同，在脾胃病中亦当明辨之。在临床实践中常常遇到外感中有内伤，如炙甘草汤所主之证；亦有内伤中有外感，如小建中汤所主之证，说明外感与内伤不可截然分开，根据外感内伤侧重的不同，时时以顾护脾胃之气为要，脾胃之气足，则可内安气血，又可外攘邪气，内安外正，其病渐愈。

刘老治疗脾胃病主张明辨病机，双向调节恢复动态平衡。在论治脾胃病中，根据其双向性病理反应的性质、部位、层次及趋势的差异，配伍具有双向调节作用的复方，常滋阴、助阳同用，或益气、活血并施，或温补、清泄结合，或升清、降浊并行，以纠正疾病双向性病理反应，使失衡的脾胃升降之枢恢复动态平衡。

2. 冯　玲：老师，董建华教授学贯寒温两门，精于中医内、妇、儿科，尤其擅于脾胃病的治疗，他强调脾胃通降为顺，其具体学术思想内涵包含哪些方面？

路　老：董老强调胃气以降为要，胃病以胃气不降为病机，它包括胃腑自病（通降异常）和胃病及脾（脾升异常）。胃的通降异常，主要有胃气不降和不降反升两种情况。胃气不降，则糟粕不得下行，在上者则为噎膈，在中者则见脘腹胀痛，其在下者则致便秘；不降反升则发生呕吐、嗳气、呃逆、反胃等症。胃气郁滞，通降失常，日久必致脾升异常，出现脾气不升或不升反降两种情况。不升则不能运化精微和化生气血，从而出现脘闷、食后思睡、腹胀腹泻、疲弱无力等症；不升反降则出现中气下陷而发生内脏下垂、脱肛、大便滑脱不禁及崩漏等症。

董老认为胃气以通为顺，治疗胃病强调一个"通"字，擅用通降之法。他认为胃主纳，喜通利而恶壅滞，临床治疗胃病应以通降为主，通降方能使气滞、湿阻、食滞、胃火等通畅下降，使上下畅通无阻，血络流畅，从而恢复正常的脾胃功能。董老治胃必审因对症、因势利导。病位单纯在胃者，则重点治胃，复其通降；若胃病及脾，升降反作，则降胃理脾，两者兼顾。病情属实，则通降为主，专祛其邪，不可误补；虚实夹杂，则通补并用，补虚行滞，标本兼顾。在临证过程中逐渐总结出了"通降十法"——理气通降、化瘀通降、通腑泄热、降胃导滞、滋阴通降、辛甘通阳、升清降浊、辛开苦降、平肝降逆、散寒通阳。

3. 冯　玲：老师，董建华教授首倡"二点论"，主张"脾胃分治"与"脾胃合治"，其具体内涵是什么？

路　老：董老在对胃病治疗原则的认识上，继承和发展了前人的脾胃学说内容，主张"二点论"，即"脾胃分治"与"脾胃合治"。脾胃一阴一阳、一纳一运、一升一降，两者相互影响，无论先病后病，每多互传，最后形成脾胃同病的转归。因此，董老认为在临床治疗胃病、脾病、脾胃合病时，理应根据脾胃纳化、升降、燥湿、阴阳等不同特点，综合考虑脾、胃病机而制定治法方药，通过"脾胃合治"而使治法方药更切合"胃宜降，以通为补；脾宜升，以运为健"的生理特性，以利于祛邪愈疾，而不是胃病只知治胃，脾病一味治脾。实际在临床上，对于脾胃病证总是"脾胃合治"的，尤其是虚实夹杂之际，更显得非常重要。董老临床用药时，每于补脾之剂中伍以开胃之品，常在通降之方里佐以升清之味，用意即在于此。

董老承前人之大成，在大量长期临床实践的基础上，建立了"脾胃分治"的观点。董老在对慢性胃病的治疗上，有三个特点体现并开拓了"脾胃分治"的内容。首先，胃疾主病在胃，由胃及脾，治疗理应重点治胃，察胃及脾；其次，胃之病理环节至要之点乃"郁滞"二字，且胃又为多气多血之腑，故调理气血，行畅气机，疏通血络是对应大法；最后，胃之病理结果及表现为通降失常，甚至及脾，故治疗总以复其通降之性为最终目的。董老通过强调胃在生理、病理、治疗上的独特性及其与脾的区别，在临床实践中切实地进行"脾胃分治"，从而达到更高层次的"脾胃合治"，脾胃统一。

4. 冯　玲：邓铁涛教授是我国当代著名的中医学家，其对脾胃病学思想亦有较高建树，邓老强调"脾胃内因说"，其认为很多疾病都可以从脾胃入手治疗，您可以举例说明吗？

路　老：邓老认为脾胃健运，气血化源充足，则机体功能正常，反之气血化源不足，脏腑失充，而生诸症。在治疗许多慢性虚损性、消耗性疾病时都强调补脾、健脾、实脾或调脾胃的原则。如治疗慢性肝炎时，所用"慢肝六味饮"等就体现了"实脾"的原则，方中以四君子汤加萆薢、黄皮树叶而成，四君子汤是健脾益气之基础方。

邓老认为五脏是一个整体，在生理上相互关联，在病理上相互影响。脾居于中焦，有化生气血之功，为"后天之本"，其化生营卫之气，外而顾护肌表，内而濡养诸脏。脾胃健运，营卫调和，则气血如常，诸脏安和。因此，可通过调理脾胃之法调理诸脏，即"调中州以运四旁"之意。因此，在临床中邓老善于从调理脾胃入手治疗许多疾病，如冠心病、慢性支气管炎、慢性肾盂肾炎等。

邓老认为元气为人体气机之根本，具有推动人体脏腑功能活动的作用，其由肾中所藏先天之精化生而来。然肾中之精需要后天之水谷精微的充养。脾胃居于中焦，一升一降，一纳一化，完成人体水谷精微之代谢。若脾胃受损，人体气机升降失调，心火不降独亢于内，火性属阳，易耗气伤阴，损伤元气，故元气与火不两立，元气虚损者容易诱发如炎症感染而见发热。因此，对于发热同时伴有气虚症状者，邓老善用"甘温除热"之法治之。曾治一高热患者，用抗生素而不效，邓老用此法三剂药即热退，后以益气健脾法善后，患者痊愈出院。

5. 冯　玲：老师，邓老主张"脾阳升发说"和"滋养胃阴说"，您能具体谈谈吗？

　　路　老：脾为太阴湿土，喜燥恶湿，主运化，其气以升为顺。脾气上升将水谷精微上输于肺，在胸中与肺所吸入的清气相合为宗气，宗气可上走息道以司呼吸，下贯心脉以行心血。同时肺气肃降，将脾所输之水谷精气敷布周身，以滋养人体五脏六腑。脾气上升，敷布精微，滋养肾精，肾精可化生元气，以推动人体的功能。因此，脾阳的升发是保持人体功能活动的重要因素。邓老对此深有体会，其对重症肌无力的治疗就是脾阳升发说的具体应用。在李东垣补中益气汤的基础上，加大黄芪的用量，同时配合大剂量的党参、五爪龙等。

　　胃为阳明燥土，喜润恶燥，主受纳，其气以降为顺。胃气沉降，将浊阴之物排出体外。胃气之降，肺气亦随之而降。胃为燥土，喜濡润滋养之品。故清代医家叶天士倡"胃阴说"，主张脾胃分治，治胃之品宜轻灵甘凉为主，以顾护胃阴。邓老深研叶氏之说，并继承了其胃阴学说思想，认为"存一分津液，便有一分生机"。在临床上对于过用、久用利尿剂者，在治疗时多加以石斛、玉竹等滋阴之品。

6. 冯　玲：老师，徐景藩教授是我国当代著名中医学家，徐老从医六十余载，潜心研究脾胃病诊治，您能谈谈徐景藩教授对脾胃病理特点的认识吗？

　　路　老：脾胃虽同居中焦，但是脾为脏，其性属阴，其气主升，胃为腑，其性属阳，其气主降，因此其病理表现也会不同。徐老认为脾之病理特点首先表现为脾气虚，其次是脾与胃相合，脾与胃，一阴一阳，一升一降，在生理上相互联系，因此在病理上也相互影响。脾阴虚证也可继发于肺阴虚、肝阴虚或肾阴虚证。同样，脾胃之阴先虚，气血生化之源不足，日久也可导致肺、肝和肾的虚证。

由于人体脏腑之间相互关联、相互影响，所以单独、孤立的脾阴虚证在临床上几乎是没有的，虽可出现以脾阴虚为主的病证，但一般都兼有胃阴虚或他脏的虚证。

徐老认为胃之病理特点为有虚有实，有寒有热，虚实和寒热互为关联，相互影响，而气血之病是其病理基础。首先，气病，常为实证，见气滞、气逆。气滞主要表现为胃脘痞胀、疼痛。气逆之状，如呃逆、呕吐、嗳气。胃气既虚，磨化功能不足，气留而不降，亦可伴见气滞。其次，血病，多为胃热胃实，气火上亢，可以伤及胃络而致出血；胃中虚，气不摄血，亦可出血，出血之症，其血必虚。与此同时，离经之血不去，亦可伴有血瘀。再次，胃寒，多为外感寒邪，过饮寒凉，伤及于胃，或胃阳虚弱，寒自内生，其寒虽有内外之分，但每常相兼。胃中寒，津液不化，可成痰成饮，表现为多唾清涎、胃中有水声、腹鸣、头眩等症；最后，胃热，由于外邪所干者属实，自内而生者有虚有实。胃中热则耗伤胃津，热愈盛则津伤尤甚。

7.　冯　玲：老师，您能谈谈徐景藩教授治疗脾胃病的用药经验吗？

路　老：徐老常谓治疗胃病与其他病证一样，必须在辨证的基础上选用方药。例如，黄芩与蒲公英相配，二药物均属清热药，胃病有热者宜之，唯其苦寒之性，黄芩甚于蒲公英。肝经郁热，常用黄芩；胃阴虚而有热，常用蒲公英；肝胃共热，二味同用。又如，柴胡与苏梗相配，柴胡微寒，苏梗微温，同具疏肝理气的功用。胃病常有气滞，尤以肝胃不和证常需运用二药。脘痛及胁、口苦，宜用柴胡；脘痛及胸膺、胸闷脘痞，宜用苏梗；脘部胀痛而兼及胸胁者，柴胡与苏梗同用。如陈皮、香橼、佛手三者相配，三药均为理气药，胃痛且胀，多有气滞，均常配用施治。按其辛香气味，三药大致相似，唯其温燥之性，陈皮偏重，香橼次之，佛手又次之。胃脘胀宜陈皮，痛宜香橼，胀甚加佛手，嗳气频多用佛手。还有薤白与草豆蔻相配，二药均为温中行气之品，薤白宣通胸阳，草豆蔻温脾燥湿。自胸膺至脐腹（包括胃脘）均感闷胀而属寒者，薤白与草豆蔻同用；一般胃中湿浊内盛之证，舌苔白腻不化，可加用草豆蔻；胃痛兼食管疾患（功能障碍或炎症）、反酸、嗳气多而舌白，可据症加用薤白。以及丁香与柿蒂配伍，丁香与柿蒂习用于胃寒呃逆，主要作用为和胃降逆，丁香且有理气定痛作用，嗳气频频、反酸反流，只要没有明显的阴虚证，可用丁香、柿蒂，配以半夏、代赭石等，胃镜检查见有胆汁反流至胃，胃液反流至食管，可在辨证方中加入丁香、柿蒂，有助于改善反流。

8. 冯　玲：老师，徐景藩教授治疗脾胃病是如何辨证论治的呢？

路　老：徐氏根据多年临床经验，将脾胃病分为三类主证，即中虚气滞证、肝胃不和证、胃阴不足证。在上述三类主证的病程中，尚兼有血瘀证和湿阻证。此外，胃寒多见于中虚证，胃中郁热可见于肝胃不和及胃阴不足证，食滞证在慢性脾胃病患者的病程中可短时出现。

徐老认为脾胃病的三类主证有这些特点。首先，中虚（脾胃气虚）气滞证的特点是胃脘部隐痛、胀痛，空腹尤甚，得食则缓，痛时喜按，纳少，大便易溏，脉缓等，治以健脾益气，佐以理气；其次，肝胃不和证的特点是胃脘部隐痛、胀痛，及于胁下（一侧或两侧），嗳气较多，得嗳则舒，胸闷不畅，舌苔薄白，脉象带弦，治以疏肝和胃；最后，胃阴不足证的特点是胃脘部隐痛、灼痛，病史久而经常发作，食少、消瘦，舌质干红，或多裂纹，或光红无苔，脉细带数或细弦，治以滋养胃阴。

此外，徐老认为脾胃病还会出现一些兼证。例如，湿阻证（湿浊中阻证）主要表现为胃脘痞胀，口黏或甜，不欲饮水，身体困倦，舌苔白腻，脉细、濡，治以芳香化湿；血瘀证表现为胃脘痛，经久时发，隐痛、刺痛，痛位固定，舌有紫色瘀点（点状或成片），舌下脉络明显紫色，治以化瘀通络；胃寒证多见于中虚气滞证的病程中，胃中冷痛、痛势较重，喜热喜暖明显，舌薄白，治以温中暖胃；食滞证可见于中虚气滞、肝胃不和及胃阴不足证的病程中，常因饮食不当，使胃痛、痞胀等症发作或加重，食欲不振，甚则不思饮食，舌有腻苔或薄腻苔，治以消食和胃。

9. 冯　玲：老师，颜德馨教授是上海市名老中医，其幼承家学，业医七十余年，创立了"衡法"治则，从不同的角度发展了中医脾胃学思想，其具体内涵是什么呢？

　　路　老：颜老结合大量临床实践，创立了"衡法"治则。所谓"衡法"，就是通过调理人体脏腑的气血，使血液畅通，气机升降有度，从而祛除各种致病因素的治疗方法。此法既不是"消法"，也不是"攻法"，又有异于"补法"，所以称其为"衡法"。所谓衡者，取平衡和权衡之义。旨在以活血化瘀、行气益气等法，以畅利气机，净化血液，达到扶正祛邪、固本清源、双向调节的作用。衡法以"气为百病之长，血为百病之胎"为纲来辨治疾病，临证时或从气治，或从血治，或气血双治，遣药处方多从"通"字着眼，以调畅气血而安脏腑为治疗原则。

颜老认为衡法与脾胃具有密切关系。衡法其基本原则是通过调理气血而调理人体脏腑功能，从而起到对于疾病的治疗作用。衡法重在"气血"二字，而气血者源于水谷之精微。中医学认为脾胃为仓廪之官，主司受纳腐熟水谷化为精微之物，转化为气血以供养人体脏腑功能所需，故有"水谷之海""气血之大源"之称，因此，调理气血与脾胃密切相关。如气滞血瘀之证，行气活血之时当顾护脾胃，攻伐太过反耗脾胃之气，日久反而损及气血。气血亏虚之证又当从调理脾胃入手，脾胃之气足则气血方有化生之源泉。可见衡法思想是脾胃思想的进一步完善和发展。

10. 冯　玲：老师，李振华教授是河南省中医学院教授，从医六十余年，精研脾胃学说，在临床中以善治脾胃病而著称，其对脾病的认识有何特点？

路　老：李老认为脾病多以气虚、阳虚为主要表现。李老继承了前人治脾的经验，对于脾虚之证多以甘温之品为主，以甘味药有益气健脾，补养脾胃之功。甘味药有寒温之别，脾病多虚，且为至阴之脏，得阳始运，故当以甘温助阳之品为补，因此，李老在临床中善用人参、党参、黄芪等甘温之品，以健脾益气，温运脾阳。同时李老强调对于脾虚注意"行补"，不可过用温补之品。盖温补者多滋腻之物，今本脾虚运化不力，若过用之则更加重其运化的负担，损伤脾运。故在补脾之中酌加醒脾、运脾、理气之品，使其补而不滞。李老认为脾病多湿，利湿即是健脾，利湿之品使湿浊之物速去，脾脱其困，方可恢复其运化之功，此即李老所言"利湿即所以健脾"之意。因此，在治脾之时李老常从祛湿着手，常用薏苡仁、茯苓、猪苓等渗湿利湿之品，使湿浊速去而脾运得健。

李老认为胃司受纳，以降为顺，其病多实证。胃为六腑之一，六腑者传化物而不藏，故其气以降为顺，以通为用。若因饮食、外感六淫、情志等因素，损伤胃的和降功能，则清浊不分，重浊之物不能向下传输以排出体外，则壅滞于中，使人体肠道气机闭塞不通，故胃病多实。胃为阳腑，得阴始降，以润为要。胃为阳明燥土，喜润恶燥，其通降需要阴液的滋润濡养。正如叶天士所言，"胃喜柔润"，"阳明燥土得阴始安"。因此，李老强调对于胃腑的治疗当以濡润滋养为主，在临床中常用白芍、石斛、知母、玄参等甘凉濡润之品为主。

十四、关于调理脾胃法之"持中央，运四旁"学术思想的专题访谈

路志正教授在继承李东垣的"内伤脾胃"、叶天士的"濡润胃阴"和吴澄的"理脾阴"等学说基础上，对其学术思想进行了进一步的阐发，提出了新时代调理脾胃法的核心——"持中央，运四旁，怡情志，调升降，顾润燥，纳化常"的十八字诀，他将脾胃学说、胃腑学说、肝脾学说、络病学说、升降理论、润燥理论、气血痰湿理论等有机地结合在一起，形成调理脾胃法的独特学术思想核心。其中"持中央，运四旁"居于首位，为路老调理脾胃学术思想理论层面的高度概括，对临床实践有着重要的指导意义。

1. 冯　玲：路老，当今社会发展日新月异，疾病、病因、病机也发生了变化，您为何提出以脾胃为中心的十八字诀？

路　老：随着社会的发展，人们的膳食结构、生活方式发生了改变，疾病谱也发生了很大的变化，冠心病、脑卒中、高血压、糖尿病、痛风、肥胖等代谢性疾病及其相关的心脑血管疾病的发病率显著上升，而引起新时代疾病的关键因素为饮食失调，损伤脾胃。现代人嗜食肥甘厚腻，喜食生冷辛辣，饮酒吸烟无度，加之久坐少动，工作精神压力大，情志失调，不慎调摄，久之脾胃受损，气血经络逆乱，痰、湿、浊、瘀、饮等病理产物相继而生，进而出现心、脑、肺、肾等一系列代谢性疾病。疾病虽千变万化，然其病机根本在于脾胃损伤，正如李东垣所言，"脾胃内伤，百病由生"。因此，以调理脾胃为治疗核心的十八字诀，不仅是对中医经典理论的继承，也是根据现代疾病的特点而发，对于现代众多疾病具有普适性。

2. 冯　玲：路老，您推陈出新，创造性地提出了调理脾胃法的十八
字诀，能介绍一下其中"持中央，运四旁"的理论来
源吗？

　　路　老：《素问·玉机真脏论》云："脾脉者土也，孤脏以灌四傍
者也。"《素问·太阴阳明论》言："脾者土也，治中央，常以四时
长四脏。"脾为土脏，土爱稼穑，坤土长养万物，可化生气、血、
营、卫、津、液、精、髓、骨、脉等，并将营养物质输送到各个脏
腑、组织、器官、孔窍、腔隙等。《素问·玉机真脏论》言："五脏
者皆禀气于胃，胃者五脏之本也。"《素问·五脏别论》云："胃
者，水谷之海，六腑之大源也。五味入口，藏于胃，以养五脏
气。"胃为水谷之海，胃气是五脏精微物质的来源和根本，既可充
养五脏精气，又能滋养脏腑。脾胃为气血生化之源，人体所藏之
精、气、血、津、液、髓等，皆有赖于脾胃运化的水谷精微作为物
质基础。又脾脏"各十八日寄治"于四时，故五脏之中皆有脾气，
而脾胃中亦有五脏之气，两者互为相使，盛衰相关。故善治脾胃
者，能调五脏，即持中央以运四旁也。

3. 冯　玲：那么"持中央，运四旁"理论的具体内涵指的是什么呢？

　　路　老："持"是立足、把握、固守的意思，"中央"是一个方位
或时空的概念，此处指脾胃，"持中央"，即立足于中央脾胃，以中
焦脾胃为中心，兼顾心、肝、肺、肾四脏，调整阴阳的平衡，调节
气机的升降，恢复机体正常的生理功能，培补后天之本以厚德载
物，长养脏腑；"运"是灌溉、通达、运输之意，"四旁"是一个相
对的概念，心、肝、肺、肾四脏以及四肢百骸、五官九窍、皮肉筋
骨、周身之器等，相对于"中央"脾胃而言统称为四旁，"运四
旁"，即通过调理脾胃令气血精微物质通达、营养四旁，进而调整
各个脏腑、四肢、孔窍、经络、筋脉、关节等。"持中央"是根
本，"运四旁"是目的，"持中央，运四旁"就是始终围绕中央脾胃

的特性和生理功能，结合与各脏腑的生理病理关系，治疗与脾胃相关的各种疾病。

4. 冯　玲：在临床中，往往更注重对疾病的预防，您认为"持中央"的理论在治未病方面有什么应用呢？

　　路　老：首先，在未病先防方面，持中央可以治未病。中医自《黄帝内经》《难经》以来有"正气存内，邪不可干"的观点，即强调治未病。之后仲景提出"四季脾旺不受邪"，强调了中央脾胃在疾病预防中的地位。脾胃健运，自可运化水谷精微供人体利用，增强防病抗病能力，这也是调理脾胃法的基本所在。其次，在既病防变方面，持中央可以防止传变。临证之时，除从脾胃着手治疗全身脏腑、经络、四肢、官窍疾病外，要处处兼顾脾胃，以扶助正气，辅佐他脏，这一治法在防治老年病时更为有效。"脾虚不能运药"，脾胃健运同时有助于药物吸收，发挥疗效。最后，在愈后防复方面，持中央可以预防疾病复发。《诸病源候论》云："夫病新瘥者，脾胃尚虚，谷气未复，若即食肥肉、鱼鲙、饼饵、枣、栗之属，则未能消化，停积在于肠胃，使胀满结实，因更发热，复为病者，名曰食复也。"疾病复发的核心是脾胃功能不足，宜从健胃运脾着手以收功，并嘱患者节饮食，调情志，慎起居。

5. 冯　玲：脾胃为气血生化之源，可生养五脏，在治疗气血津液相关疾病时，该如何运用"持中央"的理论呢？

　　路　老：脾胃是营卫气血津液之源，中央与四旁的关系也是通过这些生理功能而实现的，故临床上治疗气血津液相关疾病当从调理脾胃入手。脾既主生血又主统血，对于各种出血、贫血、月经过多等血虚病变，多采用健中养血之法，方如归脾汤之类；对于习惯性感冒，倦怠乏力，气短懒言，语声低弱，不耐疲劳等气虚病变，均可采用健脾益气等法治疗，方如四君子或补中益气汤之类；对于干燥综合征，口舌干燥，咽干多饮，双目干涩等阴虚病变，可采用健脾生津，滋养脾阴或胃阴等法，方如中和理阴汤之类。自东垣以下，历来有"补肾不如补脾"之说，凡出现肺气虚、心血虚、肝阴虚、肾精虚等各种五脏精气血津液不足或虚损劳伤，都可以在滋养本脏的基础上，持中央补养后天以助五脏生化，充养五脏之体，恢复其正常生理功能，求其复原。诚如古人所云："调养脾胃，乃医家王道。"

6. 冯　玲：在治疗四肢、肌肉相关疾病时，该如何运用"持中央"的理论呢？

　　路　老：《素问·太阴阳明论》云："四肢皆禀气于胃，而不得至经，必因于脾，乃得禀也。"李东垣在《脾胃论》中明确指出："胃虚则五脏、六腑、十二经、十五络、四肢，皆不得营运之气，而百病生焉。"脾胃具有生长肌肉、营养四肢的作用，肌肉需要脾胃所运化水谷精微的滋养方可发达丰满，四肢亦有赖于水谷精微的营养才能轻劲有力，故有"脾主肌肉四肢"之说。临床上凡见肌肉萎缩、形体消瘦、衰弱无力，或饮食不为肌肤，大肉下陷，破相脱形等各种慢性严重衰弱虚损病证，都可以持中央之法治之，重用黄芪大补脾气以生长肌肉，佐以血肉有情之品以填补精血，如牛筋、羊肉、海马、鹿角胶、龟板胶、海狗肾等。此外，临床治疗体型肥胖或消瘦也可从中土着手，益气健脾，祛湿化痰以促代谢、消膏脂，或醒脾开胃，健运中土以助纳化、长形体。

7. 冯　玲：在治疗筋脉、关节相关疾病时，该如何运用"持中央"的理论呢？

　　路　老：《素问·痿论》中载："阳明者，五脏六腑之海，主润宗筋，宗筋主束骨而利机关也。"指出脾胃有约束关节、滋养宗筋的作用，故出现筋脉、关节病变，如变形、萎缩、痿软、枯槁、肿胀、积液、沉重等都可以从脾胃论治。一些风湿免疫系统疾病如类风湿关节炎发作时可见关节疼痛、肌肉酸痛等症状，同时这些患者常伴有胃肠道症状，如腹泻、胃脘不适等，这些表现西医常认为是肠道菌群失调所致，而从中医角度来讲可归为脾胃失调，可以调理脾胃法进行治疗。如萎缩枯槁者可用白术、当归、黄芪、山药、大枣、党参等以益气健脾，生津血，养筋脉；肿胀积液者可予薏苡仁、茯苓、苍术等药以健脾渗湿，消肿胀，利关节；屈伸不利、关节疼痛者可予桂枝、白芍、炙甘草等调和营卫，增液舒筋。

8. 冯　玲：在治疗孔窍相关疾病时，"持中央"的理论也适用吗？

路　老：尽管五官、九窍分主于五脏，但仍需要水谷精微及其所化生气血的灌溉滋养和津液的濡润。《素问·阴阳应象大论》云："谷气通于脾，雨气通于肾，六经为川，肠胃为海，九窍为水注之气。"《脾胃论》曰："九窍者，五脏主之。五脏皆得胃气，乃能通利。"说明九窍为五脏所主，需要津液的上承、下注和充养乃得耳聪目明，鼻息通利，食馨齿固，二便规律，而五脏之气也必须依赖胃气化生的精微不断补充。《素问·通评虚实论》言："头痛耳鸣，九窍不利，肠胃之所生也。"李东垣言："脾胃虚则九窍不通。"因此，临床中遇见五官九窍之病，不仅要注意所主脏腑的功能失调，还要想到脾胃病变，可能是脾胃气虚，精微不能上承，也可能是脾胃之气壅滞，九窍闭塞。脾胃与孔窍疾病关系密切，临床上凡鼻塞、耳鸣、眩晕、口腔溃疡、眼疾、前后二阴病变等诸多孔窍不利疾病，都可以采用调理脾胃的方法进行治疗，虚者补之，实者通利之，兼热者清之，兼寒者温之。

9. 冯　玲：老师，您临床经验丰富，常以脾胃为中心，兼顾五脏，屡起沉疴，能否举一"持中央"治疗他脏病的案例？

路　老：我曾治一女性患者，54岁，2008年9月16日因胸闷气短、喘息23年来诊。患者23年前流产后出现胸闷气短、喘息，每于换季、感冒后发作，虽多方求治仍发作频繁。就诊时见喘息，喉间痰鸣，咳嗽痰多，色黄质黏，胸闷气短，夜寐欠安，夜尿频多，腰酸乏力，纳差便干，烘热汗出，心烦急躁，舌质紫暗，苔花剥，脉弦滑尺弱。中医诊断为哮病，辨证属脾虚痰阻，肺肾两虚，阴虚内热，治以健脾益气，宣肺化痰，益肾纳气，兼滋阴清热。药用太子参 12g，南沙参 12g，炒白术 15g，茯苓 20g，生黄芪 12g，浙贝母 12g，炒杏仁 10g，炒薏苡仁 20g，姜半夏 10g，百部 15g，淫羊藿 12g，补骨脂 12g，盐知母 8g，盐黄柏 8g，僵蚕 12g，炒苏子 12g。药后患者喘促明显好转，继如前法调理 3 个月余，入冬后病未发作。

10. 冯　玲：对于哮病，医家多从肺论治，而您以调脾为先。您以"持中央"之法治疗哮病的思路是什么呢？

路　老：哮病历来责之于痰涎作祟，从肺肝、肺脾、肺肾、瘀血立论者多。本病与肺、肾、脾三脏关系密切，其中脾为生痰之源，在疾病的发生发展中起核心作用。脾气虚弱，化源不足，肺肾失养；运化无力，聚湿成痰。肺虚失于清肃，肾虚失于摄纳，痰浊壅阻气道，肺气上逆为喘，肾虚少纳为促。治当从中央脾胃入手，以补脾益气，温运中州为主，使脾气健运，痰祛喘平，精气自复，于补脾之中寓有培土生金，助肾纳气之意，三脏功能恢复，凤根可除。是以药用太子参、黄芪、白术补益肺脾之气，使津液布散，痰浊不生；茯苓、炒薏苡仁益气健脾，渗利水湿；炒杏仁、百部、苏子肃肺化痰，降气平喘；半夏、浙贝化痰散结；淫羊藿、补骨脂补肾纳气；知母、黄柏滋阴清热，泻肾中伏火；僵蚕擅入络搜邪，祛风解痉，可化胶固之痰结。如此标本兼治，哮证自平，沉疴得除。

十五、关于调理脾胃法之"怡情志，
调升降"学术思想的专题访谈

脾胃位居中央，乃人体一身气机升降之枢纽，在燮理气机方面具有重要作用。《黄帝内经》有言："升降息则气立孤危。"路老在继承先贤思想的基础上，结合现代人们生活节奏快、情志失于调畅的特点，提出了"怡情志，调升降"的脾胃学术思想。学生冯玲系统梳理了路老对该学术思想的相关论述，整理专题访谈如下。

1. 冯　玲：老师，您在临证中提出了"怡情志，调升降"的论治要点，您认为我们应该如何理解？

　　路　老："怡情志，调升降"的主要内容，即调升降是根本，而怡情志是调升降的方法之一。"调升降"的关键在一个"调"字，调者，和也，是理顺、调理、调畅，恢复正常生理功能或状态的意思。"调"的核心在于不偏不倚，取自传统文化中"中庸"之意。《黄帝内经》提出"治病本于阴阳"，我们常说的"阴阳图"，不正是阳升阴降的代表吗？阴阳二气是永恒运动的，其基本方式就是升降出入，正是基于此，我提出了"调升降"的治疗要点。我认为其义有广狭之分，狭义者，即以脾升胃降而论之，盖脾为至阴，其气主升，可升清阳、提中气、布精微；胃为燥土，其气主降，可降浊阴、排糟粕、传水谷，两者相偕，升降相因以灌四旁，和脏腑。广义者，即根据脏腑升降理论，顺应心肺主降、肝肾主升、脾胃居中为升降枢纽的特点，通过调理一身各脏腑的升降从而达到燮理气机的目的，即诸法皆含升降。此外，现代社会人们生活节奏加快，情志不畅亦可直接导致气机升降乖戾。因此，我也提出了"怡情志"的治疗要点，乃调升降之技巧也。

2. 冯　玲：老师，关于气机升降的理论前人亦有不少论述，您认为
有哪些对您"调升降"的学术思想产生了较大影响？

路　老：气机升降是维持生命活动的基本形式，此论源于《黄帝
内经》，用于仲景，详于东垣，发展于叶氏与吴鞠通，至今经过几
代人的努力，渐趋成熟。《黄帝内经》言："出入废则神机化灭，升
降息则气立孤危。"阐明了气机的升降出入是生命活动的根本。张
仲景在《伤寒论》中创立了辛开苦降之泻心汤、通腑泄热的三承气
汤等，开创了调气机以治脾胃之先河。李东垣进一步提出脾胃损
伤，真气下流，则升降悖逆的论述，并创制了补中益气汤、升阳散
火汤等诸多名方以燮理升降。叶天士根据脾升胃降的理论，明确提
出了脾、胃分治的思想，将脾胃升降与润燥结合起来，提出了胃阴
说。吴鞠通创立三焦辨证，尤重视中焦脾胃，将脾胃升降理论与湿
热的辨治，紧密结合起来，丰富了脾胃升降学说。我认为东垣温补
阳气，重在治脾；仲景急下存阴，重在治胃；后世温病学家则偏重
滋阴润燥，化湿行气以复升降之权，究其根本，其治则皆不离脾胃
升降的生理特点。因此，我提出了"调升降"的学术思想。

3. 冯　玲：老师，您提出"怡情志乃调升降之技巧也"，您是如何看
待情志因素对气机升降的影响？

路　老：中医学将七情作为重要的内伤致病因素，精神情志的改
变，不仅表现为精神方面的异常，同时也可以改变内脏的生理功
能，特别是气机的升降出入及气血运行的悖逆。早在《黄帝内经》
中即有"怒则气上""惊则气乱""恐则气下""思则气结""悲则气
消""喜则气缓"的论述。这七种情志的变化都会直接或间接地影
响到消化道脾胃或者胃肠的生理功能，影响其气机的升降出入。随
着现代化社会的高速发展，人们长时间学习用脑、久坐思考、伏案
工作等，高强度的脑力劳动增加。一方面，大脑不停运转，精神紧
张，思虑过多，"思则气结"对脾胃造成的影响在扩大。另一方

面，学生课业负担重，学习压力大；中青年人挣钱养家，工作压力大；老年人退休在家，失落感增强，"肝郁气滞"对脾胃的影响也是主要因素。因此，除脾胃自病造成的升降失司之外，精神情志的附加因素在气机升降失调的过程中也有着重要影响。

4. 冯　玲：老师，人体气机与五脏相关，调升降者亦有广义之称，您认为我们应该如何理解？

　　路　老：除了脾胃为气机升降之枢纽，人体各脏腑相互协同，亦是维持一身气机通畅的重要保障。肺脏位于上焦，其气机以肃降为顺，其下降的道路从右侧下行；肝位于下焦，喜条达而恶抑郁，其气主升，其道路在左侧为上升之路。心火居上，其气下行以温暖肾水，使肾水不寒；肾水在下，其气上行以滋心火，使心火不亢。同时，脾胃居中，与五脏相系，是升降运动的枢纽。脾胃升降失常，则五脏六腑、四肢九窍都会发生病变。如心主血，赖于脾胃化生水谷精微的充养，脾不升清则心血不足，久则心脾两虚，影响到全身的气血运行。肺与脾同主气，"脾气散精，上归于肺"，肺才能发挥正常的功能，如脾不能升清，肺就不能正常肃降，继而出现咳嗽、气喘等症状。脾胃升降失和，运化受阻，化生无源，日久及肾，以致肾气亦虚，肾水不济，失于蒸腾气化，见水肿、小便不利诸症。肝主疏泄，可协助脾胃运化传送之职。若脾胃升降功能失常，可影响肝的疏泄，形成"土虚木壅"之证；肝气不舒可导致情志异常，气机不畅，影响脾胃的升降功能。因此，我认为"调升降"应立足脾胃，并根据各脏腑生理特性，运化四旁以燮理全身气机，此即广义"调升降"。

5. 冯　玲：老师，您认为在临证中我们应该如何把握好"调升降"的法度？

　　路　老：在临床运用时应根据患者升降失调的偏重灵活用药，在临床上，我认为可以大致分为三类。一者，即"独升不降"，如以失血、脱汗等元气大亏，阳气欲脱症状为主要表现者，当急以益气升阳固脱为法，可以独参汤或参附注射液等治之。对于劳倦内伤、气血皆虚而致虚阳浮现于外，症见肌热面赤，烦渴欲饮，脉洪大而虚，重按无力者，可予当归补血汤益气升阳养血，盖有形之血不可速生，无形之气所当急固。二者，即"升降兼顾"，其适用于脾胃虚弱与胃气壅滞兼重者，我常以枳术丸治之。对于脾胃素虚，气壅湿聚而致升降失职，症见心下痞满，不欲饮食，倦怠乏力，苔腻或微黄，脉弦者，我常以枳实消痞丸治之，皆为调理脾胃，升降兼顾的代表方剂。三者，即"纯降不升"，主要用于胃气壅滞，肠道气机阻滞较甚而见大便不通者，此时行气通便唯恐不及，故一般不加入升提之品，恐缓解药性，影响药效快速发挥。我常用枳实、厚朴行气降气；大黄、芒硝以通腑泻下，如三承气汤、厚朴三物汤、厚朴七物汤等。此外，所谓"升降兼顾"之法，亦应按照其主要矛盾的偏重遣方用药，做到动中求恒，如应"升重于降"者，可采取"九升一降""七升三降""五升五降"之法，反之亦然。

6. 冯　玲：老师，对于气机的升降出入运动，您在临证时常常教导我们应做到"动中求衡"，应该如何理解呢？

　　路　老：生命活动的关键就是要使停滞的脏腑功能"动"起来，只有新陈代谢正常，才能维持人体正常的生命活动，而升降运动是对立统一矛盾的综合体，两者相互抑制、融合、协调，才能完成正常的生理功能。而"动"的过程中有太过与不及，不及者就要促使其动，太过者就要抑其过。动之不及、动之太过均有因虚因实，补虚、抑实最终的目的就是追求阴阳平衡，即"动中求衡"。临证之时用药轻灵活泼以调气机，即是"动中求衡"的具体应用。如疏达情志用花、叶等轻清芳香的流动之品，而避柴胡、木香等辛香刚燥之剂，以免劫阳伤阴。对于生活优越、地位尊荣的骨弱肌肤盛重之人，就更当以"轻可去实"为旨，即便有郁而化热之势，亦当避苦寒以免伤胃伐阳、寒滞气机，谨从"气有余便是火，气降则火降"

或"火郁发之"之法，不可一味滥用苦寒。就中土脾胃而言，宜温、宜和、宜降，过寒则伤胃害脾，损其运化，特别是高龄久病之人，病越久，体越虚，用药则宜轻，须"四两拨千斤"。所谓重脾胃，不是重在补，而在重于疏，在治疗各种疾病的同时，不给胃肠增添负担。

7. 冯　玲：老师，您认为在临床调理脾胃的用药方面，我们还应注意哪些问题？

路　老：在调理脾胃升降时，还应照顾到脾胃的生理特性。对于脾失健运而致纳化失常者，若属能纳不能化，其治在脾；能化不能纳，其治在胃；既不能纳亦不能化，当脾胃同治。脾为太阴湿土，喜燥而恶湿，其气主升，治脾当宜甘温、甘淡之品，补脾益气以助其升，温燥渗湿以助其运。如辛温之苏梗、藿梗、苏叶、荆芥、防风；有内湿困脾者选苏梗、藿梗、苏叶；无湿者选荆芥、防风。我在临证中喜用荷叶一味，其味苦、辛、微涩，性凉，归心、肝、脾经，清香升散，具有健脾升阳、醒脾和胃、清利头目的作用，用量以 10～12g 为宜。胃为阳明燥土，喜润而恶燥，其气主降，治胃当以甘凉濡润之品，清燥润通以助其降；苦寒清热之品，清解胃热以降其逆。我常用八月札与娑罗子治之，八月札又名预知子，甘寒无毒，主要产自江浙一带，具有疏肝理气、活血止痛的作用。娑罗子甘温，归肝、胃经，具有理气宽中、和胃止痛的功效，用于胸腹胀闷，胃脘疼痛等，我常将其与炒枳实同用，可增强行气和胃、理气止痛之功。

8. 冯　玲：老师，关于"怡情志，调升降"的临证应用，可否举一案例？

路　老：我曾治一男性患者，62 岁，患萎缩性胃炎 6 年，因情志不遂复发。

就诊时症见胃脘胀满，饱食后疼痛，头昏沉，面色萎黄，睡眠欠佳，二便正常，舌质暗红，苔根部厚腻，脉弦滑。西医诊断为慢性萎缩性胃炎；中医诊断乃胃脘痛，证属肝郁气滞、痰湿中阻。治以疏肝解郁、健脾祛湿。药用太子参 15g，炒白术 12g，炒山药 15g，炒杏仁 10g，炒薏苡仁 20g，柴胡 12g，郁金 10g，厚朴花 12g，姜半夏 9g，鸡内金 10g，蒲公英 12g，草蔻仁（后下）6g，娑罗子 10g，八月札 12g，甘草 6g，生姜 1 片。二诊诉药后胃胀满疼痛减轻，察其舌质暗红，苔薄黄，脉沉弦。乃在上方基础上去炒白术、炒杏仁、蒲公英、草蔻仁，加茯苓 18g，焦三仙各 10g，炒枳实 15g，丹参 10g。药后胃胀满消除，饮食正常，随访其胃胀满之证未再复发。此案患者胃胀满疼痛，因情志变化而诱发，故治疗以调和肝脾为主。药用柴胡、郁金、娑罗子、八月札疏肝解郁以消除胀满疼痛；太子参、炒白术、炒山药、炒薏苡仁、草蔻仁健脾助运以祛湿；生姜、半夏、厚朴花和胃降逆，杏仁降肺气以助和降之力；鸡内金助消化；蒲公英以解毒。诸药调情志，疏肝气以祛除胃胀满疼痛，健脾益气以助运升清，降肺胃之气以和胃。此外，我亦嘱咐患者注意饮食规律，劳逸适度，保持心情舒畅，节郁怒，避免思虑太过，忌生冷、辛辣及厚腻之品。

9. 冯　玲：老师，我在侍诊时经常看到您建议患者除了内服汤药外，还要配合其他功法训练以调理气机升降，如您创制的"路氏八段锦"，此类功法是如何调升降的呢？

路　老：路氏八段锦是我在传统八段锦功法的基础上，将导引与养生、肢体锻炼与调理脏腑经络功能相融合，结合自身养生理念而逐渐改编的特色八段锦功法，蕴含着"怡情志，调升降"的指导原则。在整套动作编排的先后顺序方面，本套动作的习练顺序十分有讲究，第一式为托天式，意在道法自然，与天气相通，促进三焦内外气机通畅；而后依次是"左右开弓心肺调、调理肝脾须单举、双手攀足固肾腰"，由上焦到下焦，燮理一身气机之升降。其后，再以"五劳七伤往后瞧"的头部锻炼来缓解脏腑气血劳损，"摇头摆尾去心火"的腰部锻炼来交通心肾，以保证心火下降于肾，温煦肾阳，使肾水不寒，肾水上济心阴，以制心火防止其过亢。接下来，疏通阴阳跷脉以调整人体两侧阴阳经脉之经气而畅百脉、利气机、调节睡眠。最后以"背后九颠百病消"颠地式为结尾。此外，"怡情志"则体现在习练本套功法之时，强调"缓慢柔和，不用强力，平心静气，顺应自然"，通过和缓的动作配合呼吸吐纳来调整脏腑功能和畅通枢机，动静结合、内外兼修达到"阴平阳秘，精神乃治"的健康状态，为调升降之技巧。

10. 冯　玲：老师，您认为在临证中我们应该如何运用好"怡情志，调升降"的治则要点？

路　老："调升降"的关键是把握升降失调的程度，或以脾升为主，或以胃降为主，或升降并重，且亦应不忘祛除湿、浊、痰、瘀等病理产物。同时，还应兼顾其他四脏，尤其是肝木，其气机乖戾易致木不疏土，加重脾胃壅塞。人们的精神情志对于一身气机的调畅亦有重要作用，情志郁结、烦躁暴急、悲观失望等可引起胃气停滞，胃肠蠕动减慢，消化能力下降，出现脘痞胀满、呃逆嗳气、下利便血、疼痛便秘。因此，治疗时除了调节脾胃自病造成的升降失司之外，更要着重疏调精神情志，以促进脾胃功能的恢复。如有情志因素影响时，自当疏利肝之气令其条达；无情志因素之际，亦当少佐疏达之品，以促进脾胃功能的早期恢复。此外，诊疗之时不论老幼尊卑，都要耐心告知病情，宽慰患者，疏解患者的精神压力，增加医患之间的沟通和信任，这亦是疾病向愈的重要保障。

十六、从"顾润燥"访谈路志正教授调理脾胃法的学术思想

基于"脾喜燥恶湿，胃喜润恶燥"的理论，临床大夫用药更喜用"燥脾""润胃"之法，路老认为不可拘泥于此，因任一脏腑均有阴阳，脾胃也是如此，临床中不仅有脾阳虚衰、胃阴不足之证，也多见脾阴不足、胃阳亏虚之证，因此在治疗中应细细辨别，脾胃分论，润燥异治，灵活应用润燥一法，方能效如桴鼓。本文就路老临床应用"顾润燥"一法展开访谈。

1. 冯　玲：老师，您能为我们讲述一下医学史上"润燥"理论的发展经过吗？

　　路　老：关于润燥理论，早在《素问·至真要大论》中即有"燥者濡之"的治则，便是以濡润之品，治疗津液亏乏之病。《金匮要略》中仲景用麦门冬汤治疗胃阴不足、肺津不济的虚火咳喘，白虎加人参汤治疗太阳中暍，《伤寒论》中用竹叶石膏汤治疗阳明病余热未清、气阴两伤之证，开创了润燥理论的先河。

　　明代医家汪绮石指出虚劳当从火立论，强调治虚"三本二统"，其在《理虚元鉴》中提出，"治虚有三本，肺、脾、肾是也。肺为五脏之天，脾为百骸之母，肾为性命之根。治肺、治脾、治肾，治虚之道毕矣。"治脾、治肾的具体方法上，他强调治脾不可过燥，以免影响肺之清肃，治肾不可过用苦寒，以免妨碍中州脾土的运化。

　　到清代叶天士首次提出脾胃分治之说，认为脾与胃虽同位中焦，但功能各异，其创立"胃阴学说"，倡导应用甘平或甘凉濡润之品保

护胃阴，进一步丰富和发展了"润燥"理论。清代吴澄认为脾虚有阴阳之分，温运者属脾阳，融化者属脾阴。当时众医家崇尚李东垣之学，由于过用温补而致伤阴化燥者居多，故其首提脾阴观念，将脾虚分阴阳，分而治之。脾胃学说源于《黄帝内经》，倡于金元时代的李东垣，至清代名医叶天士创立胃阴学说，提出著名的"养胃阴"法与吴澄的"理脾阴"法，使脾胃学说日臻完善。

2. 冯　玲：老师，古代哪些医家对您"顾润燥"思想形成有重要影响？

路　老：叶天士和吴澄的学术思想对于我"顾润燥"思想有较大的影响。清代名医叶天士首次提出脾胃分治学说，脾胃同处中焦，互为表里，"脾宜升则健，胃宜降则和"；脾为太阴，喜燥恶湿，胃为阳明，喜润恶燥，治脾宜用辛温药升之燥之，治胃宜用甘凉药润之降之。若燥热邪盛或木火升腾灼伤胃阴，宜用甘凉濡润法，如叶氏著名的益胃汤；若肝阴虚耗，化热上扰，胃阴受伤，当用酸甘济阴法，药用乌梅、白芍等；湿温、暑温等病后期，胃阴胃气不复，叶氏多采用甘平芳香配以辛温，以薄味清养胃阴，药用石斛、半夏曲、生谷芽、荷叶等；若久病劳损或失血，胃之气阴不足，叶氏采用甘缓益胃法，治以甘平微凉微温，扶中益胃生津。叶氏充分继承了东垣的脾胃学说，喜用东垣方加减化裁，如补中益气汤、清暑益气汤等，他倡导胃阴学说，但并不局限，脾胃分治，不偏不倚。

清代医家吴澄对虚损证治有独特见解，将虚损分为内损、外损，首创外因致外损说，其以阴阳变动不居之理著书曰《不居集》，首倡脾阴观，明确脾阴虚乃"相火者……炽而无制，则为龙雷，而涸泽燎原……上入于脾，则脾阴受伤"，阐述了劳倦忧思，脾阴暗耗，内伤七情，五志化火，大病久病，五脏之阴大亏，皆可累及脾阴的病因，从而认识到由此患者可出现"精神日渐羸弱，百病丛生"的诸多表现，因此临床多注重顾护脾阴。吴澄思想与叶天士"养胃阴"之说相得益彰，交相辉映。

3. 冯　玲：老师，金元四大家李东垣擅长调理脾胃，您是如何认识他的理论的？

　　路　老：李氏认为脾胃为元气之本，在其代表作《脾胃论》中指出："脾胃之气既伤，元气亦不能充，而诸病之所由生也。"但其并未脾胃并重，而是详于治脾而略于治胃，详于升脾，略于降胃，详于温补，略于清润。李东垣认为"百病皆由脾胃衰而生也"，在治疗上擅用温补之药，如黄芪、人参之类；基于《黄帝内经》理论"少火生气，壮火食气"，首次提出"火与元气不两立"之说，火与元气之争是内伤发热的原因。脾胃受损，元气衰弱，则阴火亢盛，故降阴火需要补益脾胃，因此创立甘温除大热之法，以补中益气汤治疗。同时李东垣重视中焦气机，中焦脾胃为气机升降之枢纽，脾气主升，胃气主降，李氏擅用辛阳风药升发脾气，如藿香、防风、升麻、柴胡等药。补中益气汤、升阳益胃汤中均以黄芪、人参健脾，又以柴胡、升麻升发脾气，用风药一则味辛能升发脾气，二则因脾病则易生湿，风能胜湿。李氏在《脾胃论》中还表明，调节脾胃升降当随四季升降浮沉而定，春夏之季宜用升药，秋冬之季宜用降药。补益脾胃、降阴火、升脾气，李东垣均以温药治之，少用滋阴药，可见其更详于温补，略于清润。李东垣学说是中医发展史上的重要里程碑，但导致金元以后一段时期内，甚至直到现在，很多医家都脾胃不分，润燥不顾，笼统用之。

4. 冯　玲：老师，在前人的基础上，您是如何理解"顾润燥"思想的？

　　路　老：前人思想中，我认为叶天士、吴澄理论的提出，极大完善了脾胃学说，脾与胃，一脏一腑，当分而治之。《素问·宝命全形论》中说："人生有形，不离阴阳。"脏分阴阳，腑亦分阴阳，故脾分脾阴、脾阳，胃分胃阴、胃阳。临床不仅有胃阴不足，脾阳不足之证，亦有胃阳不足，脾阴不足之证，临床当分而治之。脾其性主升，其升清全赖于阳气的蒸腾，湿为阴邪，易阻碍阳气之上升，故脾喜燥恶湿。但脾属阴脏，体阴而用阳，脾各项生理功能的正常离不开脾阴的滋养，正如张锡纯所云："脾阴足，自能灌溉诸脏腑也。"胃其性主降，其降浊全赖阴液的滋润，燥为阳邪，易伤阴液，阻碍胃气的降浊，故胃喜润而恶燥。脾阴不足则见手足烦热、肌肤干燥、口干而饮不多，烦满而不欲食。胃阴不足则见饥而不食，口燥咽干，干呕作恶，胃中灼热，便燥溲赤。因此"顾润燥"一法在临床中有重要意义，它并非独重滋养阴液，而是在用温补升发药调理脾胃的基础上，强调勿忘甘淡濡润，顺应其生理特点。

5. 冯　玲：老师，在临床之中应用"顾润燥"一法时，应当如何遣方用药呢？

路　老：治疗脾阴不足，我常用《慎柔五书》中的慎柔养真汤，以山药、莲子肉、白芍、五味子、麦冬滋脾阴，以黄芪、党参、白术、茯苓补脾气，我临床中常用太子参易人参，并且少用黄芪，或改用五爪龙；或用中和理阴汤，方由人参、燕窝、山药、扁豆、莲肉、老米组成。治疗胃阴不足，宜甘凉为主，滋养胃体，如益胃汤、沙参麦冬汤，养阴以敛气。脾胃阴俱虚者，宜养脾益胃兼顾，以甘凉、甘平为主，结合木瓜、乌梅、生山药、芍药、甘草等品酸甘化阴。此外，脾胃阴虚，运化无力，常可导致气滞，故在滋养脾胃之阴的同时，可佐少量理气而不伤阴的药物，如佛手花、绿萼梅、玫瑰花等以防滞腻碍胃。总之治脾胃病，既要注重脾胃之阳，还要重视脾胃之阴，只有脾胃阴阳和合，才能保持升降相依，保证脾胃功能的正常。正如叶氏所说"太阴湿土，得阳始运，阳明阳土，得阴自安"是也。

6. 冯　玲：老师，您是如何用"顾润燥"理论治疗消化系统疾病的，可否举一例说明？

路　老：脾其性主升，体阴而用阳，其升清全赖于阳气的蒸腾，湿为阴邪，易阻碍阳气之上升，故脾喜燥勿湿；胃其性主降，体阳用阴，其降浊全赖阴液的滋润，燥为阳邪，易伤阴液，阻碍胃气的降浊，故胃喜润而恶燥。脾以燥为用，胃以润为通，润燥相济，相互为用，脾胃相合，才能纳化正常。若润燥不济，升降失调，脾胃的运化之机失司，五脏失常，则百病由生。故脾病治宜温补升阳燥湿，胃病治须清润通降，但应知脾恶湿，治胃不宜过于润降，过则伤脾；胃恶燥，治脾不宜过于刚燥，过则伤胃。我曾治一56岁女性，主因"反酸反复发作3年"就诊，症见胃脘反酸，口干、口苦，四肢发胀，夜间痛烦影响睡眠，心慌气短，纳眠差，大便干燥，3～4天一次，小便少，舌质红嫩，舌体有细小裂纹，舌苔薄白，脉细滑。治以温阳除湿，清润通降之法。药用生黄芪、桔梗、柴胡、桑枝以温补升阳除湿，用麦冬、玉竹甘凉濡润配以白芍酸甘敛阴，炒薏苡仁、炒扁豆以补肺胃之体；再加生麦芽与生谷芽，麦芽主升，助胃气上行而资健运，谷芽主降，醒脾下气以和中，取其生用以加强升清之功；配以郁金以疏利少阳，因大便干燥易阻碍气机，故加火麻仁润肠通便；配以生白术健脾以补其用，又能通便，配枳实成枳术丸以加强通降之功；炒杏仁一味，通宣肺气，与桔梗相配，从上焦开提清气，与薏苡仁甘淡渗湿与下相合，从下焦以通利湿浊。全方既重"治脾宜温补升阳燥湿"，又重"治胃须清润通降"，滋润而不滞，通降而不燥。患者服药14剂，诸症缓解。

7. 冯　玲：老师，"百病皆由脾胃衰而生也"，您是如何通过调脾胃"润燥"而治疗其他脏腑疾病的？

路　老：脾为肺之母，病理上脾气虚或脾阴虚时常可见到肺的功能同时受损的表现。正如李东垣所说："脾胃虚则肺最受病，故因时而补，易为力也。"这时的治疗当用"培土生金"之法，用补益脾气的方法，使肺的气阴生化有源，肺有所主所用，生理功能恢复正常。但此时补益脾气，当以甘凉培土生金法，切忌太燥，因肺素喜清润，唯有甘寒养阴，甘凉濡润，滋培肺脏阴精生化之源，才能凉而不滞，清而能透，金水相生而肺病自除。我曾治一58岁女性，主因"鼻流涕如豆腐渣样10年"就诊，患者10年前因行拔牙操作不当感染，引发霉菌性鼻窦炎，每天晨起鼻流涕如豆腐渣样，曾穿刺及抗真菌治疗，效果不佳，伴乏力，全身不适，带状疱疹与荨麻疹交替出现，大便偏干，初诊时面色萎黄、虚胖，舌质淡紫暗，苔薄白，左脉沉细，右脉沉细紧，尤以右寸脉微弱。此案霉菌感染时间已长，右寸脉极微，说明肺气极虚，肺开窍于鼻且主皮毛，故除鼻炎外，尚有疱疹等皮肤病变，而脾为肺之母，子脏极虚之时，除直接培补本脏外，尚须培补母脏以济子脏之气，因此用培土生金、轻清宣通的方法，方用五爪龙、西洋参（先煎）、生白术、炒山药以培土生金，用枇杷叶、桔梗，配以杏仁清宣肺气，针对霉菌性鼻炎，妙在化裁苍耳子散，取原方炒苍耳子、辛夷花，以苦参易黄芩，加当归、火麻仁润肠以通便，此乃"肺与大肠相表里"也。经三诊，以原方稍加减，诸证俱杳，收到较好疗效。

8. 冯　玲：老师，"燥痹"一病表现为人体多器官津液不足，您临床是如何用"顾润燥"一法治疗此疾病的？

路　老：脾为气血生化之源，生化气血津液，柔润九窍、四肢百骸，由于脾不散精，胃津枯涸，水津不能四布，致燥痹发生，脾胃功能失调，运化水液功能失常，津聚为湿，易阻气机，致津液不能正常输布，亦可致燥痹的产生，此时当从湿论燥，治病求本。特别注重润燥相宜，谨守病机，以养阴生津为主，兼以清热化湿，避免使用大苦、大寒、大辛、大热之品，常能取得较好疗效。我曾治疗一位50岁女性，主因"口干、眼干4年"就诊。患者4年前无明显诱因出现口干、眼干，口内唾液减少，吃面食需多喝水，2005年在河北省某医院诊断为干燥综合征，服用激素1年，期间口干、眼干症状稍缓，停激素后症状加重，改服中药2年，症状亦无改善。就诊时见口干欲饮温水，眼干，双手指、肘、膝关节痛，牙痛，喝凉水牙酸楚不适，头晕，出汗，饮食少，食后胃胀，欲排气而虚恭不畅，入睡难，每晚睡3～4小时，夜尿多，左侧耳鸣，两腮部痛，咽部不适，有痰难咯，腰酸乏力，双下肢沉重，舌质红，苔薄白，脉沉细。本患者口干欲饮温水、纳少、食后胃胀等症均提示脾胃功能虚弱，乏力、双下肢沉提示脾虚失运、水湿内停，咽部不适，有痰难咳为肺不布津之象，而口干、眼干与诸关节疼痛为燥与痹相合，病证结合，方证对应，当以益气健脾、宣肺布津为治，方用太子参、生白术、炒山药、生谷麦芽、炒神曲治本，健脾益气而不伤阴，南沙参、麦冬、石斛、玉蝴蝶滋养肺胃之阴而除燥。肺主制节，为水之上源，肺胃之阴得养，尚须气机调畅，故配以桔梗宣提肺气。枳实、藿苏梗调达气机，并助茵陈以祛湿。全方益气不伤阴，滋阴不壅滞，祛湿为治燥，治病而求本，服药14剂，患者病情即得缓解。

9. 冯　玲：老师，您在临床过程中是如何将"顾润燥"与"调升降"
相结合治病的？

路　老：脾气主升，将水谷精微上输于头目心肺，胃气主降，将食物水谷运送于小肠而泌别清浊，因此，只有脾胃正常地行使了其升与降的生理职能，才能令人体所摄入的饮食水谷在胃中正常腐熟，并经脾的运化转输，化生为人体所必需的营养物质，维持机体正常生命活动。因此在调理脾胃治疗诸病时也应脾胃气机的升降。我曾治一女性患者，26岁，教师，主因"口腔溃疡反复发作近10年"就诊，一直未予重视，近1年出现外阴溃疡，两眼酸痛，视物模糊，眼眵多，于2009年12月于某医院诊为"白塞综合征"，予西药治疗（具体不详），效不佳而求诊。初诊时症见口腔及外阴溃疡，腹胀，月经量少，大便偏干，舌体适中，质淡红，苔薄白，左沉弦小紧，右沉弦小滑。白塞综合征又称眼-口-生殖器综合征，以口腔、咽喉、二阴等局部糜烂、溃疡为特征，早在《金匮要略》所载之狐惑病即有"狐惑之为病……蚀于喉为惑，蚀于阴为狐……蚀于上部则声喝"。我曾用化湿法治愈过多例此类患者，本案患者为教师，脾胃素虚，复加以平素话语多而耗气伤津，湿热郁蒸易腐蚀口腔与咽喉，我仿甘草泻心汤与半夏泻心汤之意化裁，甘草泻心汤原方重用生甘草四两为君药以清热解毒，安中和胃，化为生炙甘草各 12g，取其生甘草清热解毒利咽痛，配以炙甘草甘温益气以补中，配黄芩、黄连苦寒清热解毒，半夏、干姜、藿香、茵陈辛燥开郁化湿，加桔梗、玉蝴蝶、枇杷叶既能润肺利咽，又防辛温太过以伤阴，此即用药润燥相济之妙处，且此病后期易致失明，加密蒙花以防病变深化，患者腹胀不治自消，因半夏泻心所治乃为升降枢纽所居处痞塞不通，泻心者，决其壅滞，通其闭塞，使阳升阴降痞自消也，这正是升降相依之法的特点。

10. 冯　玲：老师，您认为"顾润燥"一法在使用过程中有什么需要注意的地方吗？

路　老：首先临床医生要摒除固式思维，缪希雍有云："胃气弱则不能纳，脾阴亏则不能消，世人徒知香燥温补为治脾虚之法，而不知甘寒滋润益阴之法有益于脾也。"东垣学说的流行致使临床医生更喜用温补升阳之品而忽于养阴，对于脾阴、胃阴亏虚患者，往往收效不佳，因此临床需要建立"润燥思维"。其次临床中不仅有脾阴不足、胃阴不足之证，还有兼夹病证，如阴虚夹湿、夹瘀等，阴虚夹湿常在燥痹患者中可见，滋阴则致湿滞难化，燥湿又辛苦伤阴，此时更当斟酌用药，我常在临床中用山药、茯苓、莲肉、芡实、扁豆、薏苡仁、粳米等药，甘平濡润，既能滋养脾阴，又可淡渗利湿，尤其山药，张锡纯在《医学衷中参西录》中谓："山药之性，能滋阴又能利湿，能滑润又能收涩，是以能补肺、补肾兼补脾胃。"临证使用"润燥法"还应讲究因人、因时、因地制宜，善于变通，润燥皆不可过，或甘凉濡润，或酸甘化阴，或甘平芳香配以微辛，或甘平微凉微温，或急下存阴以顾护胃阴，应灵活变通，圆机活法。最后，"顾润燥"一法不是独立的，在临床中应用还应当结合"持中央，运四旁，怡情志，调升降，纳化常"五法。现代社会压力大，饮食结构发生变化，情志因素和饮食不节是造成脾胃阴阳失调的主要病因，脾胃为气机升降之枢纽，而肝主调畅气机，还应注重肝脾同治，只有脾胃和合，五脏相安，气机通畅，阴平阳秘，才能纳化正常，身体健康。

十七、从"纳化"访谈路志正教授调理脾胃法的学术思想

路志正教授在总结前人经验的基础上提出"持中央，运四旁，怡情志，调升降，顾润燥，纳化常"的学术思想，高度概括了其调理脾胃法的核心思想。纳化即受纳与运化的概括，脾与胃同居中州，一脏一腑，一阴一阳，一润一燥，一升一降，在生理情况下，相互制约，维持相对平衡，从而完成饮食物的受纳、运化与吸收；在病理情况下，往往相互影响，脾胃同病。为从"纳化"入手，了解路志正教授调理脾胃法的学术思想，进行本次专题访谈并整理如下。

1. 冯　玲：老师，脾主运化，胃主受纳，对于脾与胃的生理功能您是如何理解的？

路　老：《黄帝内经》云，"胃者，水谷气血之海也。"胃是受纳腐熟水谷之仓，营卫气血精神之源泉。五脏六腑、五官九窍、四肢百骸、奇经正脉皆秉胃气而资生。人摄入水谷，精微由脾之升清与肺朝百脉转输四旁，剩余之糟粕则靠胃阴濡润和胃气下降作用由胃肠管道依序向下推动，排出体外，此时胃腑暂时处于空虚状态，称之为"更虚"（排空），待饮食水谷重新纳入胃腑后，又处于充满状态，称之为"更满"。更虚更满的交替使食糜连续不断向下推动。胃为腑，传化物而不藏，以通降为用，通降为受纳的前提。只有胃息息下行，其受纳、消化正常，才能气血充沛。

《素问·经脉别论》言，"脾气散精，上归于肺，通调水道，下输膀胱。""化"一则为运化水谷，二则为运化水液。饮食水谷的消化，全赖于脾气，只有脾气强健，脏腑、经络、四肢百骸、皮毛筋肉才

能得以濡养。《素问·至真要大论》言："诸湿肿满，皆属于脾。"脾运化水液，一方面是摄入到人体的水液，须经脾的运化转输，气化成津液，二是代谢后的水液，亦需要经过脾的转输而至肺、肾，再转化为汗、尿排出体外。脾为全身气机运化之枢，只有脾胃之气上升，水谷清气才能上行，元气才会充沛，身体气机运化才能旺盛。

2. 冯　玲：人体消化功能由脾和胃共同完成，您是如何理解两者生理病理联系的？

路　老：脾胃纳化相连。脾主运化，"为胃行其津液"，脾能够帮助胃及小肠消化水谷、吸收精微，将精微布散全身，为胃的受纳腐熟提供营养。胃主受纳，能够接受容纳饮食水谷，并能将之腐熟而变为食糜，为脾的运化作好准备。饮食入胃，经过胃之受纳和腐熟，进行初步消化，再经过脾运化转输，将水谷化生为精微，并上输于肺，注入心脉，布散到全身。脾属脏，为阴土，胃属腑，为阳土，脾升胃降，脾的运化功能正常，水谷精微之气得以正常输布，灌溉四旁而营养全身。胃的受纳功能正常，水谷糟粕得以下行，经大小肠将代谢后将产物排出体外。脾胃和则气旺，气旺则清气升，浊气降，脾升胃降，相反相成，则脾胃运纳有节，胃肠虚实更迭，脏腑之气血化生源源不竭。

脾失健运则不能从化，胃失受纳则失降而滞。纳化失常是消化系统疾病的主要病机，胃失受纳与脾失运化常常互相影响，导致饮食物消化异常。若过食伤胃，则能化难纳，易饥而纳呆；若劳倦伤脾，则能纳难化，多食而难消；脾胃俱虚，则纳运皆弱，少食而不饥。脾失健运者，往往胃的受纳、腐熟功能亦减退，胃失和降者，又常致脾运不健，故食少与腹胀、便溏常同时出现，并导致气血生化不足，这是脾胃合病的同一性。若脾胃纳运失常，清浊混杂，气机逆乱，则出现"清气在下，则生飧泄，浊气在上，则生䐜胀"的病理变化。所以李东垣曰："脾胃既和，谷气上升，春夏令行，故其人寿。""脾胃不和，谷气下流，收藏令行，病从脾胃生者二也。"

3. 冯　玲：老师，您是如何认识脾胃纳化失常与水液代谢异常的？

　　路　老：《素问·至真要大论》言"诸湿肿满，皆属于脾"。脾胃纳化功能失常，常会导致水液代谢异常，而产生水湿痰饮，停聚体内。轻则为湿，为无形之邪，氤氲弥漫，湿邪有天、地、人不同，亦有内、外之别，天之湿多为天暑下逼，感受雾露雨淋；地之湿多为久居湿地，江河湖海之滨，或水中作业。天之湿，地之湿为外湿。若饮食失节，暴饮无度，恣食生冷、肥甘厚味，属人之湿，多为内湿。湿性重浊，最易困脾，常导致泄泻之病，且湿邪其性趋下，《金匮要略》有言"湿伤于下"，"湿留关节"，所以痹证多与湿邪相关。

　　湿邪日久，停滞凝结，常聚而成痰，痰饮一旦形成，则随气流行，无处不到，又有有形与无形之别。有形之痰，可闻可见，质地较稠，重浊黏腻，见于肺病咳痰、瘰疬之病；无形之痰，不见其形，捉摸不定，是通过痰邪致病的特征来判断的，临床致病常复杂难辨。如古代医家朱丹溪言"怪病多属痰"，中风及现代疾病中的高脂血症属这一类。

　　湿邪积聚于身体某一部位，则停而成饮，因其停聚的部位不同，引发的病证不同，其常见症状有咳嗽、喘促、眩晕、痞满、小便不利等，如《金匮要略》中"溢饮""痰饮""悬饮"之类。

4. 冯　玲：脾胃为升降之枢纽，您是如何理解"纳化"与脾胃升降功能的？

　　路　老：人体五脏气机均有升降，在上者气机宜降，在下者，气机宜升，脾胃居中焦，脾气主升，胃气主降，为人体气机升降之枢

纽。升降有序，气机通畅，人即安康。《素问·六微旨大论》言，
"出入废则神机化灭；升降息则气立孤危。""纳化"功能作为脾胃
的主要生理功能，是气机升降的基础。若纳化失常，则升降悖逆，
一则清阳之气无以上升，二则浊阴之气无以下降，水谷之精反化为
湿阻于中焦。脾升胃降本当相辅相成，脾气升，可助胃进一步消
化，且能吸收、转输水谷所化的精微水液，胃气降，能使饮食下
行，还能将初步消化后的水谷精微供脾运化转输，脾与胃任一气机
失调，均会波及对方，而致升降枢纽失职。《素问·阴阳应象大论》
言"清气在下，则生飧泄，浊气在上，则生䐜胀"，对于消化系统
而言，脾胃升降失常，会导致泄泻、胃脘胀满。若波及其他脏腑，
如元神之府失养，浊气上逆，则见头晕目眩、耳鸣耳聋之症；若胸
中清气失于濡养，浊邪上犯，则成胸痹之证。调理脾胃升降是治疗
多系统疾病常用的方法。

5. 冯　玲：老师，对于脾胃气机升降失职导致的疾病，您可以举一
例说明吗？

路　老：我曾经治一老妪，年已 79 岁，10 年来间断发作头晕，耳
鸣，常服甲磺酸倍他司汀治疗，自服此药起则见胃部不适，2 个月
来头晕加重，每日发作，自感天旋地转，伴耳鸣如轰鸣声，轻度恶
心，时胃部不适，食后胃胀，饭不敢多吃，或食易消化食物，时烧
心，甚至有胸背部烧灼感，素有痔疮，便血，大便日 1～2 次，眠
差，舌质淡暗，苔薄白，脉细滑。这就是脾胃纳化失常的表现，脾
胃升降纳化失常，水谷壅于中焦，不能下行，故见恶心，胃胀之气
机不畅的症状；脾胃不能升清，故见头目眩晕，耳鸣耳聋；久郁生
热，伤及胃阴，故见烧心及胸背部烧灼感。治取香砂六君子汤化
裁，方用太子参、茯苓、炒白术、甘草、姜半夏、砂仁、炒杏仁、
炒薏苡仁、藿苏梗（后下）、白僵蚕、黄连、乌贼骨（先煎）、生谷
麦芽、炒神曲、荷叶、葛根，水煎服，14 剂，每日 1 剂，每日 2
次，患者中气不足，清阳升发之气渐少，故以四君子汤健脾益气以

治本，三仁汤用砂仁易白蔻仁加藿苏梗以和胃降浊，用生谷麦芽、炒神曲，加强脾之运化以助升清之力，荷叶色青气清芬性轻灵，长于升清降浊，用其治疗清阳不升之眩晕疗效佳，白僵蚕息风平肝降逆，葛根升腾清阳，以使"离照当空，阴霾自散"，黄连、乌贼骨乃针对胃热烧心而设，诸药合用，既可升清，又可降浊，清浊升降有常，胃和气降，故眩晕之症向愈，而胃胀、恶心等症亦消失。

6. 冯　玲：如今冠心病为心血管常见疾病，您是如何理解"纳化"与冠心病之间的关系的？

路　老：冠心病属中医"胸痹"范畴，《金匮要略》谓其病机为"阳微阴弦"，阳微即阳脉不及，指胸中阳气不足，胸中大气为宗气，宗气由脾胃化生的水谷之气与肺吸入的清气构成，脾胃纳化失常，则宗气化生不足，胸中失于充养，阳虚不运，脉道不充；阴弦即为阴脉太过，是有浊阴之邪阻于上焦胸肺，喻嘉言曾讲："胸中阳气，如离照当空，旷然无外。"若纳化失调，升降失常，水谷不能正常化生精微为机体所用，反而酿湿成痰，非但不能营养机体，反而黏腻滞浊，容易化积，上蕴于旷然之地，则脉道滞涩，久而成胸痹之证，这是临床中比较典型的证型。

我个人认为治疗胸痹不可有定式思维，临床当注重追根溯源，可以从导致胸阳痹阻的根本——脾胃纳化功能失常入手。如气虚不运者，健脾胃，补中气，中气盛则宗气自旺；血亏不荣者，调脾胃，助运化，脾运健则营血丰而心血足；湿蕴者，健脾运湿，湿去则胸阳自展；痰阻者，健脾化痰，痰消则血脉自通；湿浊为无形之邪，易阻碍气机，阻滞血脉，而脾主运化湿浊，祛湿必先醒脾运脾，脾健则无以生湿，而气机自通血脉自畅矣。

7. 冯　玲：当今医家治疗糖尿病多从阴虚燥热、瘀热互结论治，您是如何从"纳化"角度认识与治疗糖尿病的？

路　老：调理脾胃纳化，在糖尿病患者中有用武之地，这与现代人饮食生活习惯密切相关，古代医家认为南方多湿，而我常言北方亦多湿，因为人们物质生活提升，社会压力大，饮食方式改变，所以饮食伤脾，湿邪内生者北方多常见。糖尿病中医名"消渴"，古多从阴虚血瘀而治之，但要注意消渴之病生于饮食不节，故多有夹湿者，如《素问·奇病论》曰："此肥美之所发也，此人必数食甘美而多肥也。"我曾治一中年糖尿病患者，明确诊断后一直服用西药，空腹血糖控制在 8mmol/L 左右，患者无三多一少的明显症状，反而形体丰腴，身高不足 170cm，体重 82kg，就诊时以易疲劳、出汗多为主诉，伴见大便稀，晚食生冷即发腹泻，舌胖偏红，苔薄黄，脉沉细无力。属脾胃纳化失常兼有热象，我以健脾益气，增强纳化为其治法核心，仿补中益气之意，去燥性之品，加滋阴清热化浊之味，方用山药、黄精、鸡内金、太子参健脾补脾而不伤阴，苍术、黄连、地锦草清化湿浊，玄参养阴清热，佐以川牛膝引药下行，诸药合用而使脾气得升，下流得固，尿糖得消。药后患者病情平稳，诸症减轻，2006—2009 年一直间断服药调理，逢夏季暑热汗多伤阴之时，侧重清暑益气，遇阵发性耳聋、耳鸣如蝉等肝肾阴虚之证，则加滋补肝肾之品，但无论辅以哪种治法，都以健脾益气养阴祛湿之法为其治疗核心，随诊期间病情一直稳定。

8.　冯　玲：*脾胃在水液的输布代谢方面起重要作用。您可以谈谈从脾胃"纳化"治疗水液代谢性疾病的心得吗？*

路　老：调理脾胃"纳化"可治疗水肿一病，亦有良效。张景岳言："水为至阴，故其本在肾；水化于气，故其标在肺；水惟畏土，故其制在脾。"调理好先后二天，对于水肿的消退有良好作用。我曾治一 55 岁水肿女性，每年夏季双下肢水肿甚，伴腹胀，腰膝酸软，足冷，晨起眼睑浮肿，纳谷欠馨，眠差，小便泡沫多，大便黏滞不爽，望其面色虚浮，舌暗红，苔薄黄，脉细。此案当抓住水肿夏季加重这一变化，夏季属土，其脏应脾土，当以调理脾胃以治水之源头，处以理脾补肾方，用生黄芪、防风、炒白术、炒山药、莲肉、生薏苡仁、茯苓、旱莲草、女贞子、广木香，并配以茶饮方，黑大豆、鸡内金、玉米须、豨莶草、黄连、地锦草、益母草。患者服用 7 剂后即诸症大减，双下肢水肿消退，既见微效，上方加炒桑枝，增黄芪量，继服 14 剂，诸证好转，水肿未犯。

生黄芪大补脾肺之气，益卫固表，利水消肿，为该方之主药；白术、山药、莲肉益气健脾补肺；茯苓、生薏苡仁健脾补中，渗湿利水；妙在广木香一味，旨在调畅气机，一则脾胃为气机升降之枢纽，脾胃气机通畅，才能脾升胃降，纳化有常，水液代谢正常，二则水湿内停最易阻滞气机，故加木香以理气行水，所谓"善治水者，不治水而治气也"；遵东垣"脾胃不足皆为血病"的宗旨，根据"气血互根"的理论，在治气的同时，适当加入女贞子、旱莲草等补肾养血之品，可提高疗效，诸药合用健脾利湿，调畅气机而水肿自消。

9. 冯 玲：老师，如今干燥综合征一病为风湿免疫系统常见疾病，您认为此病与脾胃"纳化"有关吗？

    路 老：干燥综合征即中医"燥痹"一病，临床主要包括三大症状，干燥性角膜、结膜炎，口腔干燥症，以及伴发结缔组织疾病。《素问玄机原病式》言："诸涩枯涸，干劲皴揭，皆属于燥。"我认为燥痹一病形成一与气运太过，燥气横逆相关，二与寒湿痹过用大热辛燥之品，伤及阴液有关，三与素体肝肾亏虚，阴液不足，失于濡养相关。其中第二类最为难治，也与脾胃纳化密切相关。无论是外感寒湿，内传于脾，还是饮食失节，伤及脾阳，均可导致脾胃运化水液失职，为湿为痰，阻于关节，而成寒湿痹证，此时过用辛热之品祛寒湿，不仅寒湿不能祛尽，反而耗伤脾胃之阴液，脾胃纳化功能进一步失常，脾胃为津液之本，脾胃失调，津液枯燥，则燥痹自生，终成寒湿不去，痹证难愈，又兼见阴虚燥热之燥痹，临床治疗十分棘手，日久寒湿化热，燥灼阴血，瘀血内生，阻滞经脉，燥瘀相搏，痰瘀互结，损伤内脏而致变证。其中脾胃失调是病机核心，治疗当从调脾胃纳化着手，注重脾阴脾气。纳化得常，则阴津自生，痰湿自化；升降如常，则气机自畅，湿浊瘀血得气推动而易消，我常用山药、莲子肉、生白术、炒扁豆、黄精此类性味平和之品益脾气；太子参、南沙参、玉竹、麦冬之类养脾阴；佛手、橘叶，或用少量炮姜调气机，如此燥痹、寒湿痹可缓缓消矣。

10. 冯　玲：您认为在临床中应用调理脾胃"纳化"法的时候需要注意哪些问题？

路　老：老年与小儿更应注意保护脾胃，对于这两类患者，临床大夫容易犯"虚虚"之戒，老年患者多项生理功能减退，正如《素问·阴阳应象大论》所言，"年五十，体重，耳目不聪明矣。年六十，阴痿，气大衰，九窍不利，下虚上实，涕泣俱出矣"，人年过五六十，气大衰，诸脏功能开始减退，脾胃功能同样如此，若遇实证，不可过用攻下，伤及脾胃药物亦不能被很好吸收，实邪亦不能祛除，若遇虚证，也不可过用补益，否则易致中焦壅塞，当以健运为主。小儿脏腑娇嫩，形气未充，脾气之气亦有不足，儿科圣手钱乙曾提出小儿心肝常有余，脾肾常不足，所以补益当注意补而不滞，养护脾阴，若有病变，用药不可伤及脾胃，若致脾胃受伤，水反为湿，谷反为滞，则易成泄泻，久而成疳积之证。

同时中医理论中有"知常达变"之说，我们在课本中学习到的内容更多为"常"，如消渴一病，世人都熟于阴虚之因，足部溃烂多考虑瘀热，但是还应该注意到临床中的"变"，即消渴患者也有湿浊阻滞之证，若滋阴则更致湿浊不化，病难向好，所以临床中治疗疾病不应守旧，而应当随机应变，用药、辨证都应当活泼，才能取得良好的疗效。

十八、关于调理脾胃法治疗胸痹渊源的专题访谈

　　胸痹是指以胸部闷痛，甚则胸痛彻背，喘息不得卧为主症的一种疾病。路老汲取了《黄帝内经》《伤寒论》《金匮要略》《备急千金要方》《脾胃论》等中医经典古籍及众多古今著名医家的学术思想，勤求古训，博采众方。路老并结合自身多年临证经验，认为胸痹的病因病机比较复杂，但致病之枢机在于脾胃，提出了调理脾胃治疗胸痹的学术思想。

1.　冯　玲：调理脾胃论治胸痹是您多年以来在临床实践的基础上提出的治疗新观点，其最初渊源来自于哪部医学典籍？

　　路　老：首推《黄帝内经》。《黄帝内经》认为脾胃运化水谷，主受纳运化水谷精微，化生气血，以营养四脏，为后天之本，气血生化之源，气机升降的枢纽。《素问·太阴阳明论》云："脾者土也。治中央，常以四时长四脏，各十八日寄治，不得独主于时也。脾脏者，常著胃土之精也。"由此可见，脾胃作为气机升降的枢纽，居于中央以运四旁。脾胃经脉和心脏直接相联系，经脉上通于心，同时根据《灵枢》经络走向的记载，我们可以发现有脾之支脉注心中，胃之大络出于左乳下，足阳明之正上通于心，足太阴之筋散于胸中，手太阳小肠经络心抵胃属小肠，这些经络的连属都表明脾胃与心息息相关，因此我认为脾胃与心脏密切相关，自此我开始思考胸痹应重视脾胃转输水谷精微、化生气血、升清降浊、与心相联系的这些特点，脾胃健，则心之气血充盛，心火下交，肾水上升，平和调顺。据此我开始提出脾胃一调，则周身气机皆调，脾胃一健，则五脏六腑俱健。这就叫作调中央以通达四旁。

2. 冯　玲：《金匮要略》正式开启了中医学论治胸痹之路，其书对胸痹病因病机又是如何认识？

　　路　老：《金匮要略》专设"胸痹心痛短气病脉证治篇"论治胸痹，开篇即云，"夫脉当取太过不及，阳微阴弦，即胸痹而痛，所以然者，责其极虚也，今阳虚知在上焦，所以胸痹、心痛者，以其阴弦故也"，阐明了仲景论治胸痹心痛的基本病机为阳微阴弦。胸部为清阳所聚，诸阳气皆受气于胸中，而心为阳中之阳，血液之所以能在脉中周而复始，循环往复，全赖心气的推动和温煦。若上焦阳气不足，下焦阴邪乘虚上乘，阴袭阳位，胸阳不展，痹塞胸中，不通则痛，认为胸痹本病乃本虚标实之证。

3. 冯　玲：那医圣仲景是如何认识调理脾胃论治胸痹之法的？

　　路　老：仲景《金匮要略·胸痹心痛短气病脉证治》之栝蒌薤白白酒汤、栝蒌薤白半夏汤，一方面宣通胸中之郁阳，兼以散寒；另一方面清化中焦脾胃之痰饮，兼以行气，使其阳气得舒，寒痰得化，则胸痹缓解。脾主运化，为生痰之源，痰饮内生，阻滞气机，痹阻胸中而满闷不适，因此助脾运化消痰饮，方可起到良效。本篇中"胸痹心中痞气，留气结在胸，胸满，胁下逆抢心，枳实薤白桂枝汤主之，人参汤亦主之"所说之人参汤，即理中汤，以健脾祛痰、补中益气，方中枳实、厚朴以消中焦脾胃痞满散结。其次如橘枳姜汤，方中以橘皮为君，行肺胃之气而宣通气机；臣以枳实，行气除满而利五脏；佐以生姜，散结气而降逆化饮，三者相合，行气开郁，和中焦化饮，使气行痹散，而胸脘气塞之症自除，这些都是从中焦论治胸痹。或温中益气，或调理脾胃气机，或和胃降逆，振奋中阳，驱除胸中寒邪，方可收到消除胸痹之目的。

4. 冯　玲：调理脾胃治胸痹在仲景时期已见其雏形，其论治方法在后世又是如何发展完善的？

路　老：孙思邈是隋唐时期著名的医药学家，其《备急千金要方》中胸痹论治部分，继承了《金匮要略》胸痹治疗思想，多有发挥与创新，治疗胸痹从脾胃入手，重视脾胃气机，认为脾胃运化失司，中焦气机失畅，湿邪痰浊内生，浊阴上逆心脉，阻碍心阳下降，则发胸痹心痛。孙思邈用桂心三物汤以温中补虚，缓急止痛，从中焦虚损，胸阳失煦方向思辨，可谓对仲景从脾胃论治胸痹理念的继承。孙思邈在对《金匮要略》的继承中，结合自身临证，创新提出了更多脾胃论治胸痹的思路，如《备急千金要方·心劳》曰："心劳病者，补脾气以益之，脾王则感于心矣。"心劳病，即劳心过度，心神失养所致，孙思邈认为是导致胸痹的病因之一；《备急千金要方·心脏脉论》云："有积气在中，时害于食，名心痹，得之外疾思虑而心虚，故邪从之。"思虑过度，损脾伤心，也可诱发心劳、胸痹。

5.　冯　玲：金元四大家之一的李东垣将脾胃学说推向了新高度，对您的学术思想有何启发？

路　老：李东垣所处的金元时期战争频频，社会动荡不安，民不聊生，流离失所，食不果腹，加之当时之医，固守错误前法，以致脾胃重伤。金元时期的脾胃大家李东垣紧密联系当时社会情况，结合自己所学，提出了"内伤脾胃，百病由生"的学术思想。《东垣试效方·心胃及腹中诸痛门》云"夫心胃痛及腹中诸痛，皆因劳役过甚，饮食失节，中气不足，寒邪乘虚而入客之，故卒然而作大痛"，指出心痛的发病是由于饮食劳逸失节，中气不足，以致寒邪乘虚而入。同时也在《脾胃论》中指出"夫饮食入胃，阳气上行，津液与气，入于心，贯于肺……令饮食损胃，劳倦伤脾，脾胃虚则火邪乘之，而生大热，当先于心分补脾之源"，主张用健脾益气、燥湿散寒、升清降浊之草豆蔻丸调理脾胃，以治心病之源。临床中，我常以补中益气汤、升阳益胃汤等加减辨证运用，可谓是屡试不爽。

6. 冯　玲：明清时期中医学进入了系统发展阶段，又有哪些名医的
　　　　　　著作令您感悟颇深？

　　路　老：明代《医学入门》从心痛的病因出发，认为心痛与脾胃
的关系密切，七情四气与脾相关，痰瘀与脾相关，饮食与脾相关，
因此治疗心痛应从脾论治，补脾胃之气，因此《医学入门·心脾
痛》云："胃脘当心而痛，脾脏连心而痛。"《太平惠民和剂局方》
云："即心痛。盖厥痛亦少，脾胃痛多。且七情四气归脾，虫痛，
攻脾入胃；痰瘀，脾胃所主；但心痛，因伤思虑；脾胃痛，因伤饮
食。胃痛，善噎两胁咽膈不利；脾痛，舌强喜呕腹胀，二便不
通。"清代医家沈金鳌认为心脾功能相济，五脏中，心脾关系最为
密切，在《杂病源流犀烛》中提到："脾也者，心君储精待用之府
也。赡运用，散精微，为胃行精液，故其位即在广明之下，也心紧
切相承。"

7. 冯　玲：叶天士作为温病大家对脾胃辨治也可谓见解独到，对您
　　　　　　调理脾胃论治胸痹的思想系统完善有何启发？

　　路　老：叶天士创立了以卫气营血为纲的温热病辨证体系，同时
也提出了脾胃分治，阴阳兼顾的学术思想，叶氏脾胃分治的思想弥
补了李东垣重在治脾的不足，"脾喜刚燥，胃喜柔润"，脾为太阴湿
土，喜燥恶湿，其气主升，胃为阳明燥土，喜燥恶湿，其气主降。
尤其强调脾宜温宜升、胃宜润宜降为要的学术思想。据我通过长期
的临床观察，因过食肥甘、烟酒无度、冷饮浓茶，使脾胃失和，脾
虚痰浊上逆而痹阻心脉者亦屡见不鲜，现代人多食辛燥之品又伤胃
阴，故吸收和继承叶氏学术思想，认为胸痹的治疗仍需重视"顾润
燥"，要兼顾阴阳润燥之法，用药要兼顾脾胃之特性，使脾得阳助
以升清，胃得阴助以降浊，继而阴平阳秘，精神乃治。

8. 冯　玲：中华人民共和国成立以来，我国涌现出了许多杰出的中
医大家，重视脾胃的思想几乎是各个医家的共识，您对
现代医家关于脾胃的学术思想有何认识？

路　老：我国已进行了三届国医大师的评选，涌现出了一批医德
双馨的优秀医家，他们既是我的同仁、朋友，也是我的老师，大家
相互学习交流借鉴，我也从中获益匪浅。比如邓铁涛教授认为，治
疗胸痹化瘀固为重要，更应治病求本，防微杜渐。治瘀血形成之
因，则应化湿祛瘀；治痰湿形成之因，则应调理脾胃。在痰瘀及五
脏相关理论的指导下，确立了调脾护心、益气除痰的治疗大法。李
振华教授认为胸痹心痛的发生、发展、转归、治疗及预后，无不与
脾胃功能密切相关，膏粱厚味损伤脾胃，一则气血津液生化乏源，
致心气不足运血无力，迁延日久，损及心阳，气血凝滞，致心脉瘀
阻，胸闷隐痛；二则脾胃损伤则纳化迟滞，湿聚热蕴，痰瘀互结，
胸膺痹阻，疼痛乃发。认为胸痹成于阳虚阴乘，而根于脾胃损
伤也。

9. 冯　玲：从古至今，对胸痹论治有所心得的医家很多，请问您是
如何认识这些学术思想的？

路　老：明代王肯堂在《证治准绳·诸痛门》中提出在诊治心痛
时倡导行气开郁之法，常将行气之法贯穿于中，善用陈皮、青皮、
枳实、木香、沉香等行气药物。在《医林改错》中，王清任提出治
疗胸痹心痛的重要方法，即活血化瘀法，代表方为血府逐瘀汤，后
世运用广泛。岳美中提出内外合邪而致胸痹心痛的观点，内因为素
体阳虚，胸阳不振，时有浊阴上犯，阴邪盘踞胸中，日久则致胸阳
益衰。在冠心病心绞痛发作期，国医大师陈可冀教授以三通为法，
即以活血化瘀为主，兼芳香温通、通阳宣痹，自拟愈梗通瘀汤，大
大提高了心肌梗死的临床疗效，陈可冀教授提出了"瘀毒"病因学
说，认为瘀毒互结是冠心病的主要病因，据此提出采用活血解毒法

稳定斑块的诊疗思路。国医大师段富津认为胸痹之证，其虚者多为气虚，其实者多为血瘀，故在治疗时应着重补气活血兼以理气，善用补气养血、活血养血之法。这些医家从不同层面及角度论治胸痹，临床皆有良效，我也从中受益匪浅。

10. 冯　玲：经典的学习为调理脾胃论治胸痹法奠定了理论基础，多年的临证促进了调理脾胃论治胸痹法的不断完善。请您谈谈如何学习经典才能更好地与临床相互促进？

路　老：多年的行医感悟，使我总结出首先要走进经典，应该熟读《黄帝内经》而后逐步细心参悟经旨；再有阅读诸家医论，取长舍短，反复揣摩。我正是在熟读、理解经典的过程中，对胸痹这一疾病的认识愈加深刻，对脾胃的生理病理认识愈加明晰。同时不能拘泥于古，我结合现代生活环境的改变，在《黄帝内经》脾胃为后天之本的思想指导下，治疗胸痹取仲景、东垣、叶天士等诸家所长，又在实践中不断验证经典中的所学所思，循序渐进，总结成功经验，汲取失败教训，使调理脾胃治疗胸痹逐渐形成了完整的理论体系。1986 年我主编了《路志正医林集腋》，其中关于"调理脾胃法在胸痹治疗中运用"的专篇论述，指出治疗胸痹，应从导致胸阳痹阻的根本——脾胃功能失调入手，并总结健运中气、调补脾胃、芳化醒脾、化痰宣痹、温中散寒五种治法。临床统计调理脾胃法治疗胸痹心痛患者 300 例，取得较好疗效，总有效率达 95.3%。中医发展又当与时俱进，因此我将经典学习感悟与科研更加紧密结合。在 1995 年相关研究正式获得国家中医药管理局的课题资助，并获国家中医药管理局中医药基础研究二等奖。2008 年至今，又先后立项国家重点基础研究发展计划（"973"计划）子课题、国家卫健委课题等，均收获颇丰。

十九、关于调理脾胃法治疗胸痹理论依据的专题访谈

胸痹是指以胸部闷痛，甚则胸痛彻背，喘息不得卧为主症的一种疾病，轻者仅感胸闷如窒，呼吸欠畅，重者则有胸痛，严重者心痛彻背，背痛彻心。胸痹作为中医内科常见疾病，其病因病机、辨治要点依先贤所论已详尽备至。胸痹作为一种独立疾病首先出现在《金匮要略·胸痹心痛短气病脉证治》中："夫脉当取太过不及，阳微阴弦，即胸痹而痛，所以然者，责其极虚也。今阳虚知在上焦，所以胸痹、心痛者，以其阴弦故也"，将胸痹的病机概括为"阳微阴弦"，阳微系上焦阳虚之象，阴弦乃阴寒内盛之征，故胸中阳气闭阻，下焦寒饮上冲，合致胸痹。胸中阳气，又名宗气，其强弱与脾胃的健运与否有直接关系。路老治疗胸痹以调理脾胃为主，其理论依据翔实可鉴，以资从脾胃论治胸痹诸法调变之宜。

1. 冯　玲：老师，您认为调理脾胃法治疗胸痹的理论依据中，从脾胃与心在生理上的联系而论，首要的联系是哪方面的？

路　老：我认为脾胃与心在经络上的联系是两者生理联系中最为首要的。首先根据子午流注的规律，从十二经脉的循行中可以明显看出，手少阴心经和足太阴脾经有密切联系，两者经络相贯，气血阴阳互通，如《灵枢·经脉》就有"脾足太阴之脉……其支者，复从胃，别上膈，注心中"的记载，《灵枢·经筋》又可见"足太阴之筋……结于肋，散于胸中"的记载。另一方面，脾与胃相表里，而胃之大络与心相通，如《素问·平人气象论》所云，"胃之大络，名曰虚里，贯膈络肺，出于左乳下，其动应衣，脉宗气也"，《灵枢·经别》亦云，"足阳明之正……入于腹里，属胃，散之脾，上

通与心"。脾胃居于中焦，心居于上焦，两者之间以脾胃之支脉、大络、经筋密切联系，经气互通。脾胃与心在经络上的联系是其余各项生理联系的基础，也是调理脾胃治疗胸痹的理论源头。

2. 冯　玲：老师，您认为脾胃与心的生理联系以经络为首，这点毋庸置疑，您能否从五行学说的角度来进一步阐释脾胃与心生理联系的密切性？

路　老：脾胃与心在五行上的联系是显而易见的，也是诸家论此两者生理联系的主要依据。众所周知，心属火，脾胃属土，火可生土，故心为脾之母，脾为心之子。《素问》有云，"心生血，血生脾"，指出了心脾互相滋生的关系。戊己之土亦分阴阳，阳明胃土得心火的温煦才能生化不息，心火得太阴脾土之滋润故而不亢。《素问·六节藏象论》指出，"心者，生之本……为阳中之太阳，通于夏气……脾胃大肠小肠三焦膀胱者……此至阴之类，通于土气"，此处所述之土气，系指长夏之气，脾所通长夏之气处于四时阴阳的转换点，与心所通夏之气阴阳相承，即夏之长养以助长夏之化成，由此推及于脏，则为心之阳气振奋脾之阳气，以助其升运之功。

3. 冯　玲：老师，您对脾胃与心的生理联系的见解已经从经络、五行两方面来论述了，脾胃为气血生化之源、心主血脉，您认为脾胃与心在气血方面存在怎样的生理联系？

路　老：在宏观的层面上，中医学认为脾胃为人之后土之本，《医宗必读》中指出，"一有此身，必资谷气，谷入于胃，洒陈于六腑而气至，和调于五脏而血生，而人资之以为生者也，故曰后天之本在脾"，故有"胃气强则五脏俱盛，胃气弱则五脏俱衰"之说。具体到气血这两种具体物质上，"气为血之帅"，脾胃所运水谷精气与肺所吸入之清气相合而形成宗气，宗气具有上走息道以司呼吸，下贯心脉以行气血之功。因此，脾胃若失健运就会使宗气生成减弱，司呼吸行血脉的功能就会减弱，心血运行迟滞，痹阻不通就会有胸痹之证。此外，《素问》有云，"食气入胃，浊气归心，淫精于脉"，这段描述是说饮食入胃，经过脾的运化，其精微在心为血，再入血脉。《血证论》描述了这一过程，"食气入胃，脾经化汁，上奉心火，心火得之，变化而赤，是谓之血"，在这种意义上，可知"脾生血，血生心"。此外，《黄帝内经》记载"心藏神"，"血者神气也"。其中的神，指的是人体生命活动现象的总称，主司知觉运动和思维意识，它是有一定的物质基础的，如《灵枢》所言，"生之来谓之精，两精相搏谓之神"，"神者，水谷之精气也"。这说明，神从先天之精生，而依赖后天之精给养维持。脾胃化生水谷精微，化赤为血，血为神的物质基础。

4. 冯　玲：脾主升清、胃主降浊，结合这一脏腑特性，您认为脾胃与心在升降方面有什么联系？

   路　老：脾胃居中州，气机升降运行的枢纽，李东垣非常重视脾胃的升清降浊功能，"脾胃既和，谷气上升，春夏令行，故其人寿"。心主血脉，脾主运化，脾禀气于胃，执中央以灌四旁，"五脏皆得胃气，乃能通利"，当然也包括心。唐容川说，"血生于心火而下藏肝，气生于肾水而上注于肺，其间运上下者，脾也。"脾主升清，脾气一升，则肝气随之而升发，肾水随之气化，脾气升则水谷精微转于肺脏而敷布周身；胃主降，胃气降则糟粕得以下行，胃气降则肺气随之肃降，心火随之下潜，心肾得以相交。脾胃健，则心之气血充盛，心火下交，肾水上升，平和调顺。

5. 冯　玲：老师，您对脾胃与心生理联系的认识非常翔实且全面。以下学生想与您探讨脾胃与心的病理联系，您认为其重点是什么？

路　老：根据脾胃与心的生理联系为前提，脾胃功能失常是胸痹的主要病因，我认为脾胃与心的病理联系重点在于纳化失常。纳化失常是脾胃常见的病理改变，脾失健运，中土不得运，纳运无常，清阳不升，浊阴不降，散精无力，不能灌溉四旁。若津液停聚，积水成饮，饮凝成痰，痰阻脉络，血滞则瘀，痰夹瘀血，窠囊遂生；若血瘀脉中或溢脉外，停而为瘀，阻滞气机，水湿亦停，聚而成痰，痰瘀互结。胃失受纳，传化不行，则饮食停滞，食积易蕴热，易痰热互结。湿浊上蕴胸中，则胸阳不展；痰瘀上逆，阻滞血脉，则闭塞不通。中阳虚弱，则寒自内生，与外寒内外合邪，上犯心君，则胸阳痹阻，心脉不通，于是本虚标实之胸痹生焉。

6.　冯　玲：老师，上述见解均已明晰，对于脾胃与心有关升降失和的病理联系，您能否谈一下您的见解？

路　老：升降失常是由于脾胃为邪所干的病理变化。李东垣曾言："脾胃不和，谷气下流，收藏令行，病从脾胃生者二也"。若脾胃气机升降失调，则清阳之气不能敷布，后天之精不能归藏，饮食水谷无法摄入，阴寒之气无法下降，即影响肝之升发，肺之肃降，心之火降，肾之水升。脾胃气机升降失司，胃失和降，则致浊阴在上而不降，易痹阻胸阳，发为胸痹。正如《素问·阴阳应象大论》所云："浊气在上，则生膜胀。"胃失和降，积气上逆，虚里失常，宗气不行，心血受阻，脉道不通，心气不得行可发为心痹，表现为心胸疼痛。

7.　冯　玲：老师，关于气血亏虚这一病理联系，您有什么具体见解？

路　老：脾胃为水谷之海，脾胃一衰，日久不复，则可因水谷精微吸收不足，以致气血生化之源乏，而出现气血两虚之证。气虚无以上奉，则宗气匮乏，久则心阳虚衰；血亏无以灌注，则血脉不充，脉道滞涩，久则脉络不通。心脉不利，不通则痛，可生胸痹、心痛诸证；宗气不足，推动无力，可致血运不畅，血脉滞涩不通，胸痛、胸闷、憋气等症状随之而起。故曰"脾胃失司，运纳受阻，气血失调，虚损皆致"。

8. 冯　玲：您将心胃同病作为脾胃与心的病理联系之一，单论胃腑，是否有深意，您能否阐明？

路　老：心胃两者位置毗邻，故《灵枢·邪气脏腑病形》曰"胃脘当心而痛"。心与胃之疾患也常通过经脉相互影响，如《仁斋直指方》云："心之包络。与胃口相应，往往脾痛连心。"同时，心为母，脾胃为子，如果失去了相互制约的平衡，则可造成子病犯母，母病及子的病理表现，并可造成"心胃同病"。心气心阳不足，火不暖土，则脾失健运，导致水谷精微化生减少，气血生成乏源，此为"母病及子"，而脾胃虚弱，化源不足，则无以养心，致心脾两虚，或脾虚不运，宗气不生，运血无力，脉道瘀阻，或脾虚不运，湿浊内生，郁久化为湿热，熏浊于心，均可发生心痹，乃为"子病累母"。《难经·六十九难》提出"虚者补其母，实者泻其子"的治疗原则，这也是从脾胃论治胸痹的理论基础之一。

9. 冯　玲：老师，根据脾胃纳化失常与心的病理联系，相对应的治疗原则您能否详细谈一下？

路　老：围绕脾胃纳化失常制定的治则以健脾为主，以杜痰湿水饮。痰湿之病源于肺、脾、肾、三焦气化失常，然三脏之中，脾运失司，首当其要。脾有运化津液功能，且喜燥恶湿，脾阳不足则水湿停聚，反之湿胜则困脾，遏伤脾阳，湿浊痰饮聚停，阻滞血脉，痹阻胸阳，而生胸痹。胸阳闭阻不通，急用通阳开痹治其标，缓用调补脾胃治其本。"除痰须理气，理气宜建中，建中气自旺，气旺痰自化"。《金匮要略·胸痹心痛短气病脉证治》中指出，"胸痹心中痞，留气结在胸，胸满，胁下逆抢心，枳实薤白桂枝汤主之，人参汤亦主之。"此外，湿蕴者，宜芳香化浊，湿去则胸阳自展，方用三仁汤加减；痰阻者，宜健脾化痰，痰消则血脉自通，方用瓜蒌薤白半夏汤或枳实薤白桂枝汤、小陷胸汤加减。

10. 冯　玲：老师，根据您的观点，脾胃为升降的枢纽，升降失和同样是脾胃在病理上与心相互影响的关键，围绕这一病理联系，从整体的角度，您认为应制定怎样的治则？

路　老：围绕脾胃纳化失常制定的治则应以调阴阳为主，旨在通利枢纽、顺畅气机。脾胃居中焦，脾气主升，胃气主降，为人体气机升降之枢纽，升降有序，气机通畅，阴阳和合，人即安康。若中焦脾胃有病，升降失司，气机不畅，则阻碍胸中肺气的宣发与肃降，进而影响到心，即可诱发或加重胸痹。同时，脾胃升降失序，则清阳不升，胸阳不宣，浊阴不降，阴寒上逆心胸，同时阴寒遏滞血脉，血脉瘀阻而为胸痛。故调理脾胃时，调其升降尤重，常升清降浊之法并用，补气行气之品兼施。且常意欲升清则稍加降浊之品，希其降浊而少佐升清之味，从而使升降相因，出入相济，且法取中庸，勿劫胃津，勿伤脾阳，顾其润燥，气机通畅，使脾胃健运，胃气来复，诸病自除。

11. 冯　玲：老师，脾胃作为气血生化之源，气血亏虚对心的影响如您所述不可谓不显，对于此，在治疗时应该遵循怎样的原则？

路　老：胸痹之气血亏虚，脾胃与心皆为之所累，与之相关的治则重在补脾，以充盈气血化生之源。气血的盛衰全在脾胃，所以一定要重视脾胃。《罗氏会约医镜》云："凡常人之于气滞者，惟知破之散之，而云补以行之，必不然也。"所以，胸痹有胸闷、喘憋、胸痛者，此为气虚不运，须健脾胃、补中气，中气盛则宗气自旺，治以五味异功散。营血亏虚则脉不充盈，血行滞涩，心脉不通，易生胸痹。脾胃为血海，且脾胃为心之子，故应"以子守母，除病究年"。清代程国彭的《医学心悟》记载了用归脾汤"治气血虚弱，以致心痛"，并将此类心痛名之曰"虚痛"，曰"虚痛者，心悸怔忡，以手按之则痛止，归脾汤主之"。胸痹有胸闷刺痛等症者，不可过用活血祛瘀之药，此为血分不荣，当调脾胃、助运化，养营血而活血，治以归脾汤加减。

12. 冯　玲：老师，针对心胃同病的治疗原则是什么？

路　老：心胃同病则当心胃同治，旨在祛除病邪。《脾胃论》有云："其治肝、心、肺、肾，有余不足，或补或泻，惟益脾胃之药为切。"尤其是胃之传化不行，饮食停滞蕴热，而致痰热互结所为胸痹，应清其胃火，下其胃气。胃的功能异常影响于心而引发的心痛称为胃心痛，胃心痛其病发在心，根源由胃的病变所引起。故辨治胃心痛，重点在于治胃，而不限于治心。应详辨胃之寒热虚实，根据辨证求因，审因论治的原则，治胃以宁心，这也是治病求本之道。

从脾胃论治胸痹，其理论肇始于《黄帝内经》，仲景开其临床之先河，金元医家李东垣使其思想完备，足以见胸痹心痛与脾胃的关系十分密切，这些都提示在治疗胸痹时要重视调理脾胃。路老继承前人经验，在临床中应用调理脾胃的方法治疗胸痹，使得患者从根本上得到调理，不仅在胸痹发作时可取得较好的疗效，对于治胸痹于未然及改善胸痹患者的生活质量也有深远意义。

二十、关于调理脾胃法治疗胸痹特点的专题访谈

　　路老上溯经典，下汲各家，精炼现代研究成果，结合己之独到经验，提出了调理脾胃法治疗胸痹的理论和方法。路氏调理脾胃法治疗胸痹突出了中医整体观念，治病求本，辨证论治，调理后天之本以治疗胸痹，极具开拓性。

1. 冯　玲：老师，您认为从调理脾胃入手治疗胸痹所遵循的中医原理是什么？

　　路　老：我认为调理脾胃治疗胸痹的原理是从调畅气机来展开的。中医治病的理念，无论繁简，都可以从经典中寻觅踪迹。《灵枢·经脉》说，"脾足太阴之脉……其支者，复从胃，别上膈，注心中"；《素问·平人气象论》说，"胃之大络，名曰虚里，贯鬲络肺，出于左乳下，其动应衣，脉宗气也"；《灵枢·经别》又有"足阳明之正，属胃，散之脾，上通于心"的描写。简而概之，脾胃居于中焦，心脏居于上焦，从形体上看，以膈为界，互不相连，但两者之间以脾胃之支脉、大络、经筋紧密联系，经气互通，相互影响。脾胃为气机升降的枢纽，脾主升清，脾气一升，则肝气随之而升发，肾水随之气化，脾气升而水谷精微转于肺脏而敷布周身；胃的浊阴之气主降，胃气降则糟粕得以下行，胃气降则肺气可以随之肃降，心火随之下潜，心肾得以相交。脾胃居于中央以运四旁，转输水谷精微，化生气血，升清降浊，从而与心相联系，且关系密切。

2. 冯　玲：您能否具体阐述一下如何通过调理脾胃而调畅气机，进而治疗胸痹，以及这一过程的理论基础是什么？

路　老：脾胃居中州，是气机升降的枢纽。脾胃健，则心之气血充盛，心火下交，肾水上升，平和调顺。若中焦脾胃有病，升降失司，气机不畅，则阻碍胸中肺气的宣发与肃降，进而影响到心，即可诱发或加重胸痹。另外，部分胸痹患者虽有胸闷、喘憋、胸痛等气机阻滞之证，实则为气虚运行无力而致气滞，治之唯以补虚行滞，不宜用疏散破气之品，正如《罗氏会约医镜》所云："凡常人之于气滞者，惟知破之散之，而云补以行气，必不然也。"脾升胃降，纳运相得，才能将饮食化生为水谷精气，若脾胃虚弱，健运失常，水谷精微不能布散全身则致气机壅滞。调理脾胃的目的是调畅气机，上下通畅，水火相济，胸痹得缓，这是治疗所据之本。

3. 冯　玲：老师，您认为调理脾胃进而调畅气机的治则在临床运用中该如何具体实施？如何用药？

路　老：我认为，在调理脾胃时，应注重调其升降，升清降浊之法并用效果更佳，同时可以兼施补气行气之法。升清则稍加降浊之品，降浊而少佐升清之味，从而使升降相因，出入相济，法当取中庸，勿劫胃津，勿伤脾阳，顾其润燥，气机通畅，使脾胃健运，胃气来复，诸病自除。如在升脾阳方面，如系湿浊为患，阻碍气机，可用藿香、羌活、葛根、荷叶、荷梗、防风等；若为脾虚下陷，则用柴胡、升麻、白术等。在和胃降浊方面，可用枳实、厚朴、旋覆花、半夏等；若兼腑气不通者，酌加少量大黄，冀其腑气一通，浊气自降。此外，不能忽视的是，在补脾升提的同时，一定要佐以理气行气的药物，最好是降气的药物，不然会补而太过，补而胀满，有升无降，影响患者的疗效。单论降气，加炒枳壳则功效益显，一般用9g，气滞重时使用枳实12～15g，往往能收到非常好的效果。又因肺主一身之气，有宣发肃降之功能，对脾胃气机的升降有直接的影响，肺气宣发，则脾气能升，肺气清肃，则胃气顺降，故临证又可选用杏仁、枇杷叶、桔梗、苏子、苏梗等以加强其清肃降浊之功。另外，肝与脾胃关系密切，肝主疏泄，疏泄正常则脾胃升降适度，故常选用佛手、香橼、绿萼梅、香附、柴胡、莪术等疏肝理气，此即常言道"土得木而达"。

4. 冯　玲：老师，胸痹这类常见病，医圣仲景对它的认识与辨治有过详细的论述，您擅长师古不泥古，学生想知道您对新时代人们所发作胸痹的辨治有什么新颖的见解吗？

路　老：新时代与仲景先师所处的年代不可同日而语，随着人们生活水平的提高，物质文明高度发达，人们过食肥甘厚味、起居无常、劳逸过度、工作精神压力大造成脾胃失调，纳化失常，湿浊内生，痹阻心脉，或湿浊入脉，凝聚为痰，痰浊在血，痰瘀互结，湿、浊、痰、瘀等异常代谢产物阻涩脉道而形成胸痹。因此，新时代饮食失常是血脂代谢异常、冠心病发生的原因，其中脾胃失调是根本，湿浊是源头，痰浊是过渡，痰瘀是关键，所以，我认为治疗冠心病不能仅着眼于心脏本身，依据"不通则痛"的道理而简单地以攻逐、破散、疏通，而应从源头抓起，应当辨证求因，审因论治。我主张从调理脾胃入手，脾胃功能失常是本，湿、浊、痰、瘀痹阻不通是标，标本兼治，方是溯本求源之法，尤其针对胸痹初期湿浊痹阻之时应加强治疗，防其演变为痰瘀互结的后期病变，更是体现了中医治未病的思想。

5. 冯　玲：老师，您所认为脾胃失常而生湿浊痹阻是新时代中胸痹的主要病理机制的观点很独到，请问这如何与调畅气机相结合起来？您有什么独到的疗法吗？

路　老：众所周知，湿浊之邪为病，具有重浊、黏滞之特点，湿浊为阴邪，易阻碍气机，遏伤阳气。脾有运化水湿之功能，喜燥恶湿，脾阳不足则湿浊停聚，反之湿浊内胜则困脾，遏伤脾阳，可见脾阳与湿浊之间相互影响。脾阳不振，湿浊蕴结，出现胸部闷痛，阴雨天加重，脘痞纳呆，口黏恶心，头晕沉重如裹，便软不爽，溲浊，苔白腻，脉濡缓等症状。我比较推崇化湿法，正如叶天士的《临证指南医案·湿》中华岫云所说，"……若湿阻上焦者，用开肺气，佐淡渗，通膀胱，是即启上闸，开支河，导水势下行之理也。若脾阳不运，湿滞中焦者，用术朴姜半之属以温运之，以苓泽腹皮滑石等渗泄之……其用药总以苦辛寒治湿热，以苦辛温治寒湿，概以淡渗佐之，或加风药，甘酸腻浊，在所不用"，堪为精辟之论，符合临床实际，但需注意，湿邪侵袭之后，同样可因人之体质禀赋而从化，如素体阳盛之躯，易从热化，而成湿热之候；阴盛之体，易从寒化，而成寒湿之证。为此，临证中，还应辨明湿与热孰多孰少，抑或相等，始能立法处方遣药，灵活变通，提高疗效。

6. 冯　玲：您能否进一步展开论述一下化湿法治疗湿滞心脉类型胸痹的特点和化裁之法？

路　老：我对湿滞心脉之胸痹，常以宣、化、渗三字统之，宣即开宣上焦，芳化中焦，调畅气机，渗利下焦，使邪有出路。化热则佐以芩、连、茵陈等清热之品。以肺主治节，朝百脉，相傅之官，肺气得宣，有利于协助心主推动血脉之运行；芳香化浊，理脾祛湿，则能斡旋中气，升降正常，渗利湿热，使其从小便而去。三焦同治，往往收事半功倍之效。湿邪诱发之胸痹，其见症虽然多端，而其机理则一。初期则多有表湿、里湿之见症；而中后期则多成湿热之候。用药当以轻灵为贵，中病即止。因芳化太过易化燥伤阴，渗利失当反致津伤液耗，湿邪一化，稍以巩固之后，即宜佐以补益。

7. 冯　玲：您通过湿浊论治胸痹的常用方剂和中药有哪些，能否列举一下？

路　老：我从湿浊论治胸痹，善以健运脾胃、理脾祛痰、芳香化浊、宣畅气机为法，达"离照当空，旷然无外"的目的。喜用炒枳实、茯苓、石菖蒲、白蔻仁、茵陈、炒杏仁、炒薏苡仁、藿梗、厚朴、郁金等药。湿浊为无形之邪，氤氲弥漫，易阻碍气机，痹阻阳气。在选方治疗湿浊阻滞之胸痹时，喜用三仁汤或藿朴夏苓汤加减，化痰浊而宣痹痛，醒中州而化湿浊。在本方中以白蔻仁、杏仁、石菖蒲、茵陈为臣药，疏上焦，宣中焦，利下焦，达到启上闸，开支河，导湿下行，以为出路的目的。用苦温之杏仁，开宣肺气，升降气机，气化则湿化，水道通调，白蔻仁辛苦芳香，以化湿醒脾，去中焦湿邪，茵陈味微苦微寒，清泻湿热，通利小便，三药合用，宣上、畅中、渗下。石菖蒲，味辛气温，入心、肝经。具有化痰湿，开清窍，和中辟秽的作用。此外，石菖蒲能升降脾胃气机，脾气升运，胃气顺降，气机调畅，胸痹得解。

8. 冯　玲：老师，刚刚您从调畅气机、祛湿化浊的不同方面阐述了从脾胃治疗胸痹的理念，那么您认为通过调理脾胃治疗胸痹的关键何在？治疗中有什么具体的关注要点？

路　老：我认为，王道疗法贯穿始终的核心在于"调"，而这个"调"并不简单。治疗应当顺应病情的发展、病性的变化以及外部环境的影响，采取相应的治疗方法。脾胃是中州之府，调理脾胃是顺应病情的关键，从而可以调节整体的健康状态。从天人相应的角度来看，首先要顺应四季变化及当时的气候，再结合个人体质、先天禀赋及脏腑的生理特性进行治疗。对于表证的病邪，可以通过发散来治疗；而对脏腑的病邪，则应根据其特点采取不同的疗法。若有瘀滞，需行气活血；若有痰饮，需化痰利水；亢奋者可用平抑之法，虚弱者可用补益之法，旨在恢复脏腑的正常功能，维持机体的平衡。在调理脾胃治疗胸痹时，药物的选择要精而不多，剂量不求大而求适中，关键是要精准地配合病机，做到轻灵活泼，四两拨千斤，发挥药力的最大效用。过多的药物、杂乱的方剂、过于厚重的药气都会阻碍药效的发挥，难以调和气机，因此应避免药物过于厚重、滋腻或壅滞。壅滞会堵塞气机，滋腻则会损伤脾胃功能，助湿生痰。因此，临床治疗中，药物使用应当精细，以"补而不壅，滋而不腻，寒而不凝，热而不燥"为原则。具体来说，轻清宣肺的药材可选桑白皮、紫苏叶、荆芥穗、功劳叶等；醒脾化湿的药物可选荷叶、藿香、佩兰、厚朴花等；调畅气血的药材如素馨花、醋香附、佛手、玫瑰花等；而补气祛湿的药物则有生黄芪、白术、金雀根等。这些药物虽然轻灵，但能够精准地契合病机，达到理想的疗效。

9. 冯　玲：您调理脾胃的用药很有特点，请问您用药的好恶具体表现在什么方面？理论依据是什么？可否列举一二？

　路　老：我所拟定的处方中，很少见大苦大寒、大辛大热之品，此皆太过，前者易伤中阳，后者易伤阴助火，故慎用之。但脾胃脏腑好恶分明，"脾喜刚燥，胃喜柔润。""太阴脾土，得阳始运，阳明阳土，得阴自安。"故予甘补之法的同时也宜配以苦泄之品，一方面，使补而不热，另一方面，脾恶湿，用苦燥之。常用黄连、黄芩、虎杖、功劳叶、莲子心等。黄连之品，剂量一般用6g，湿热、心烦时必用，取其清热燥湿除烦之性能，但最大也不超过10g，不宜太过，以免苦寒伤胃。在调理脾胃顾护润燥方面，李东垣、叶天士两家之长得鉴，既注重温燥升运，又顾及甘凉濡润，使两者应用相得益彰，且制方严谨稳妥，用药轻灵活泼，常选性味平和之品，做到滋而不腻、补而不滞、理气而不破气。如治疗肾阳虚为主的胸痹证，在使用仙茅、淫羊藿、菟丝子、补骨脂等温肾补阳药物的同时，佐用黄柏、知母、桑椹、女贞子等清热养阴药，以防过燥伤阴。在肝脾不调的胸痹证中，使用香附、香橼、佛手、柴胡等理气解郁药时，要配伍天冬、麦冬、芍药等养阴药，以防过燥；使用女贞子、枸杞子、龟鹿二仙胶、熟地等补阴药时，要加上陈皮、枳壳等理气之动药，以防滋腻碍脾等。

10. 冯　玲：您用药堪称精湛。您认为从天人合一的角度来说，调理脾胃治疗胸痹的选方用药应当注意什么？

路　老：此问题甚周全，调理脾胃治胸痹，要因时、因地、因人制宜，我主张根据天时、地理、个人禀赋之异，制订相应的治疗方案。如肥人多痰，故用药时，不可少用理气流动之品；瘦人多火，立法处方，不宜多用补益升发之剂；老人体虚，或阴液不足，或阳气虚衰，慎用泻法；年轻人气血旺盛，少施补法；春夏季节，阳气生发，遣方用药，应防升阳助火，不可过用参、芪、升、柴之类；秋冬时节，阴长阳消，临证处方，当防苦寒伤阳，而少予龙胆草、栀子之类。

二十一、关于路老调理脾胃治胸痹遣方有法的专题访谈

　　路老调理脾胃治疗胸痹的特点已详述备至，在理论与方法相结合的基础上形成了独到的思维体系。在疾病的临床治疗中，已成体系的思维模式为疾病的辨治提供了由基本病机，到具体证型，再到治则治法的逻辑顺序，进而运用相应处方化裁顺应治法而形成法随证立、法主方从的完美闭环。路老在调理脾胃治疗胸痹时，基于古方，推陈出新，灵活运用，疗效显著。

1.　冯　玲：老师，以您的治病理念，辨治各脏腑疾病有何要领？在您运用调理脾胃的方式治疗胸痹中有什么具体的体现吗？

　　路　老：我认为辨治疾病不能仅限于生病之脏，还应着眼于与疾病的发生、发展相关的脏腑。不能只注重疾病的结果，还应追溯产生疾病的根源，分析疾病发展之机制。只有清除病起之因，截断病传之势，纠正失衡之态，使已生者得除，未生者不起，使气血阴阳归于平衡，才能谓之"治本之道"，我治疗胸痹亦是如此。胸痹之病，不能仅着眼于心脏本身，仅注重"痛则不通，通则不痛"而简单地以攻逐、破散、疏通为法，还应注重其导致不通之因，若"不荣而痛"者，应分补气血，使其得到温煦、滋养则其痛自止。我擅长通过调理脾胃治疗胸痹，脾胃失调所致的胸痹心痛，调理脾胃是其根本法则。气虚不运者，健脾胃、补中气，中气盛则宗气自旺；血虚不荣者，调脾胃助运化，脾运健则营血自丰；湿蕴者，芳香化浊，湿去则胸阳自展；痰阻者，健脾化痰，痰消则血脉自通；阳虚有寒者，温中散寒，寒散则阳气自运，营血畅行。兼有瘀血者，在各治法之中，佐以活血通络之品，视瘀血之程度调整活血药物的多

寡及轻重。辨证施治是中医治病所遵循的基本原则和方法，我在临床上比较善于灵活变通，反对固定证型，成方成药，治疗患者众多，虽病证相近者，选方化裁亦各不相同，以临证变化为拟方之所据。

2. 冯　玲：老师，您选方用药灵活变通学生深有体会，侍诊多年，深切体会到所谓"大医无方"的境界在您辨治疾病中的具体表现。在此可否介绍一下您通过调理脾胃治疗胸痹随证所常用的治法及代表方剂？

　　路　老：所谓"大医无方"，即医者不以成方为条框，不以先师所拟诸方威慑而难随证调变，中医治病之要，在于辨证论治，尊古方而不拘泥，是能否临证变通的先决条件，"无方"而治，实为以法为准，法主方从，揆度奇恒，灵活变通。具体以调理脾胃论治胸痹而论，其本溯一，调节枢纽而畅气机是其关键，然具体到临床上，患者病情各异，证属多门，具体治法也甚多，总而概之，如下几法我较为常用，即健脾补气养血法、健脾行气化湿消食法、醒脾祛湿化浊通心法、理脾清热化痰法。以上四法，法虽各异，其源皆以调理脾胃为本，攻补兼施，临证变通，以脾胃及心脉，从而治疗胸痹。

3. 冯　玲：您能否分别详细谈一下这四大调理脾胃治疗胸痹的治法？先从健脾补气养血法入手，关于其治法原理您有何见解？

　　路　老：脾胃共居中焦为气血生化之源，饮食入胃经脾胃的腐熟消化吸收化生气血，其食气中较浓浊之精微上归于心，即"食气入胃，浊气归心"。脾胃之气旺盛，血之化生充足，心脉随之充盈，周身血脉随心脉之盛而运行通畅，如《血证论·脏腑病机论》云："血之运行上下，全赖乎脾。"若脾胃受损，则气血生化不足，心失所养，从而导致胸痹。因此，胸痹气血亏虚者，从调理脾胃入手，乃滋化源，即"导源江河"以资灌输流畅，若只知活血通络，必事与愿违。对于心脾两虚或中气不足之胸痹心痛，我常用健脾补气养血法以滋化源。

4. 冯　玲：关于健脾补气养血法，您所运用的代表方剂有哪些？其中有何需要注意之处？

路　老：此法应当分而论之，心脾两虚者，常以归脾汤加减治疗；中气不足者，四君子汤及其变化的香砂六君子汤、五味异功散等均可酌情选用。

归脾汤出自《正体类要》卷下，由白术，当归，白茯苓，黄芪（炒），龙眼肉，远志，酸枣仁（炒）各一钱，木香五分，甘草（炙）三分，人参一钱组成。加生姜、大枣，水煎服。以补气养血升提为主，只有木香一味行气药物，用量最轻，只有五分，辛香而散，理气醒脾，与大量益气健脾药配伍，复中焦运化之功，又能防大量益气补血药滋腻碍胃，使补而不滞，滋而不腻。使用这一类方剂时，一定要补中有降，补中有行，但行气降气的药物一定要轻，不可过大，否则反伤脾气。临证时，可去龙眼肉以免补益过甚，酸枣仁用 12～15g 即可，收效良好。

四君子汤为健脾补气之基本方，加减而成六君子汤、香砂六君子汤、五味异功散等。四君子汤由人参、茯苓、白术、甘草组成，方中人参甘温益气，健脾养胃；白术苦温，健脾燥湿，加强益气助运之力；茯苓甘淡，健脾渗湿，苓、术合用则健脾祛湿之功更显；甘草甘温，益气和中，调和诸药，四药配伍，共奏益气健脾之功。五味异功散，由四君子汤加入陈皮而成，陈皮有行气和胃、化痰祛湿之功。六君子汤，由四君子汤加入陈皮、法半夏而成，功能健脾、化痰、止呕，而较五味异功散力量更强，适合于脾胃虚弱兼有痰湿之证，出现食少便溏，胸脘痞闷，呕逆等症者。香砂六君子汤，功能益气健脾，行气化痰，适用于脾胃气虚，痰阻气滞，症见呕吐痞闷，不思饮食，脘腹胀痛，消瘦倦怠，或气虚肿满。我常用四君子汤、六君子汤、香砂六君子汤、五味异功散等以治胸痹，乃为治本求源之法，脾胃健运化生气血充盛，心脉得以濡养则心痛自除。

5. 冯　玲：关于健脾行气化湿消食法，您能否具体谈谈？

路　老：我所主张的"持中央，运四旁"在此体现颇多。脾胃位于中焦，为气机升降之枢纽，脾主升清，胃主降浊，脾气虚不能正常健运而致食积，脾失健运化生湿浊阻滞气机，同时气虚运行无力则致气机痞塞，气滞湿阻于胸中，则易出现痞满、胸闷、喘憋、胸痛等症，虽其症似实，却乃因虚致实，故治之唯以补虚行滞，补虚独以健脾为法，行滞共以行气、化湿、消食为法，不宜用疏散破气之品，以免太过而耗伤气血。脾升胃降，纳运相得，才能将饮食化生为水谷精气而不致气机壅滞，脾得健运则气血化生有源，中焦枢纽通畅，诸虚得解，桎梏得化，胸中之邪实亦得以消弭。

6. 冯　玲：您在临床上哪些方剂常用于健脾行气化湿消食以治疗胸痹？

路　老：我常用枳术丸、枳术消痞丸、保和丸等治疗此类胸痹。

枳术丸，出自《脾胃论》引张洁古方，由枳实（麸炒黄色，去穰）一两，白术二两组成。具有健脾消食，行气化湿的作用，用于脾胃虚弱，食少不化，脘腹痞满。李东垣曰："以白术苦甘温，其甘温补脾胃之元气，其苦味除胃中之湿热，利腰脐间血，故先补脾胃之弱，过于枳实克化之药一倍。枳实味苦寒，泄心下痞闷，消化胃中所伤……是先补其虚，而后化其所伤，则不峻利矣。"枳实味苦性微寒，归脾、胃、大肠经，临床上多认为其具有行气除胀满，化痰开痹，消积导滞之功。但《神农本草经》云枳实"主大风在皮肤中如麻豆苦痒，除寒热结，止痢，长肌肉，利五脏"，明确指出其有益气升清的作用。配伍不同，可以发挥不同的作用。正因枳实既能理气化痰，又能益气升清，配瓜蒌、薤白、桂枝等品，能解痰湿遏阻胸阳、胸阳不振、胸痹疼痛，配黄连、瓜蒌等品，能疗痰热互结、胸痞疼痛，实为吾之所爱。

枳实消痞丸，出自《兰室秘藏》，由干生姜一钱，炙甘草、麦芽曲、白茯苓、白术各二钱，半夏曲、人参各三钱，厚朴四钱，枳实、黄连各五钱组成。上为细末，汤浸蒸饼为丸，梧桐子大，具有消痞除满，健脾和胃之功，主治脾虚气滞，寒热互结证，症见心下痞满，不欲饮食，倦怠乏力，大便不畅，苔腻而微黄，脉弦。此方是从《伤寒论》厚朴生姜半夏甘草人参汤化裁而来，用治脾胃素虚，气壅湿聚，升降失职，寒热错杂，热重寒轻，实多虚少之证。方中在四君子汤全方的基础上，又加厚朴、枳实行气散满畅中，半夏和胃化痰散结，干生姜配黄连辛开苦降，调整寒热，散除水气，不失为调理脾胃，升降均等的方剂。

保和丸，出自《丹溪心法》，由山楂六两，神曲二两，半夏、茯苓各三两，陈皮、连翘、莱菔子各一两组成，功在消食化滞，理气和胃，主治食滞胃脘证，症见脘腹痞满胀痛，嗳腐吞酸，恶食呃逆，或大便泄泻，舌苔厚腻，脉滑。此证多因饮食过度、食积内停、胃失和降、气机不畅所致。方中重用山楂，酸甘微温，消肉食油腻之积，故为君药；臣以神曲，甘辛而温，消食和胃，能化酒食陈腐之积；莱菔子辛甘下气，长于消面食之积，宽畅胸膈，消除胀满。以上三药合用，可消化各种饮食积滞。食积中焦，生湿生痰，佐以半夏辛温，燥湿祛痰、下气散结止呕；陈皮辛苦温，燥湿化痰、理气和中；茯苓甘平，健脾和中，化痰利湿；食积停滞，郁而化热，又以连翘苦寒芳香，散结清热。诸药配伍，使食积消化，胃气因和。本方虽以消导为主，但药性平和，有使胃气恢复之效，故名"保和"。我喜爱在健脾药中加用消导化食之品，一可助启动脾胃纳运之机，恢复脾胃之气化，使患者有食欲，二可防止气、血、痰、湿热诸邪与食互结加重胸痹。我以此用药常突出一个巧字，掌握一个量字，在无食积时小量用，有食积时大量用。兼有肝郁的用生麦芽和生谷芽各 15～20g，生谷麦芽既能疏肝理气，又能醒脾，亦常用。

7. 冯　玲：老师，关于醒脾祛湿化浊通心法您有何见解？

路　老：《叶选医衡》云："湿者，天地间阴阳蒸润之气也……更喜侵于脾胃者，以其同气相感也。"而脾属阴土位居中央，中正蓄藏，既能运化水谷精微，又主人身之气机升降，因此说脾既具有坤静之德，又有乾健之能。湿浊犯脾，使脾失健运，反过来不能履行脾正常的生理功能，更加重湿浊的痹阻；脾胃枢纽升降失常，清阳不升，胸中之阳势微而不展，浊阴不降，湿浊邪气黏滞中焦而渐趋上犯，困于胸中，久生痹阻。故此时治胸痹当重在祛湿化浊醒脾，醒中州而通枢纽、化湿浊而宣痹痛，我积累了一定的治湿经验，体现在胸痹上，以醒脾祛湿化浊通心为法，颇有心得，亦疗效可观。

8. 冯　玲：老师，您运用醒脾祛湿化浊通心法治疗胸痹有何代表方剂？

路　老：遵循此法我常用三仁汤、藿朴夏苓汤等。

三仁汤由白蔻仁、炒杏仁、薏苡仁组成，用苦温之杏仁，开宣肺气，升降气机，气化则湿化，水道通调；白蔻仁辛苦芳香，以化湿舒脾，去中焦湿；薏苡仁性凉，味甘、淡，具有健脾渗湿、除痹止泻之功。炒薏苡仁长于健脾止泻，生薏苡仁性偏寒凉，长于利水渗湿，清热排脓，除痹止痛。所以，我常用炒薏苡仁，有时也用生薏苡仁，偶生炒同用。三仁合用，宣上、畅中、渗下，以达到启上闸，开支河，导湿下行，以为出路的目的。

藿朴夏苓汤出自清代石寿堂《医原·湿气论》，取名自清代何廉臣《重订广温热论》，由藿梗、厚朴、半夏、茯苓、猪苓、杏仁、薏苡仁、蔻仁、泽泻、淡豆豉等药组成，是理气化湿的经典方剂。我掌握其义后，未拘泥于形式，取藿梗加苏梗，和半夏、茯苓、厚朴共为藿朴夏苓汤以治湿浊痹阻之胸痹。藿梗为藿香的老茎，味辛性微温，入肺、脾、胃经，走中焦，有快气、和中、辟秽、化湿、醒脾的作用，常用于脾虚湿盛之胸脘痞闷、呕吐、泄泻等证。苏梗又称紫苏梗、紫苏茎，味辛、甘，性微温，入脾、胃、肺经，也走中焦，有理气、化湿、解郁、止痛、安胎的作用，常用于治疗气郁、食滞、胸膈痞闷、脘腹疼痛、胎气不和，又可解鱼蟹之毒。明代倪朱谟认为苏梗"乃治气之神药"，《本草正义》言藿梗"芳香而不嫌其猛烈，温煦而不偏于燥烈，能祛除阴霾湿邪，而助脾胃正气"，两者相配，疏利气机，运脾和胃，畅中化湿，而不燥，故常选用，我一般用 10～12g，后下。沈孔庭云："厚朴辛苦温燥，入脾胃二经，散滞调中，推为首剂。"因其性温味又兼辛，其力不但下行，又能上升外达。茯苓淡而能渗，甘而能补，具有健脾宁心，利水渗湿之功效，用此在于补不在于泄。气之所至，水亦所至，气之所止，水亦所止，利其水以行其气。茯苓以其行有形之水，布无形之气，利水行气，起阴从阳，布阳化阴，清生浊降，外达下行，而心、脾、肾三脏得以补益。全方配伍，行气化浊，畅中祛湿，阴霾去而痹自通。

9. 冯　玲：听过您上面的见解，有振聋发聩之感。最后，您能否再谈谈运用理脾清热化痰法的独到见解？

路　老："五脏之病，皆能生痰"，但尤以脾病为主。因过食膏粱肥甘厚味之品易酿痰生湿，从而导致脾虚，此乃痰浊生成之外因。同时痰浊作为脾虚之病理产物，又可成为致病因素，造成脾虚的进一步发展，从而形成恶性循环。故有"脾为生痰之源"之说。痰浊上犯，阻痹胸阳，闭塞心脉则胸痹疼痛乃生。对痰浊内阻型胸痹，急则当用通阳开痹治其标，调补脾胃治其本。其病证之本在于脾虚生痰，循经痹阻于心脉，故治本之要在于杜绝痰湿滋生之源，固宗气之旺盛。

10. 冯　玲：运用此法治疗痰浊内阻之胸痹，您常用的方剂有哪些?

路　老：对胸痹的痰浊内阻证，我常用瓜蒌薤白半夏汤、小陷胸汤等。

瓜蒌薤白半夏汤为治疗胸痹之常用方，方中以瓜蒌皮理气宽胸，涤痰散结，为君药。薤白温通滑利，通阳散结，行气止痛，为臣药。两药相配，一祛痰结，一通阳气，相辅相成，半夏降逆化痰，更加强了祛痰散结之功。

小陷胸汤出自《伤寒论》中"小结胸病，正在心下，按之则痛，脉浮滑者，小陷胸汤主之。"方中以瓜蒌为君，我喜用皮，取其轻清，清热化痰，理气宽胸，通胸膈之痹。以黄连、半夏为臣药，取黄连之苦寒，清热降火，开心下之痞；半夏之辛燥，降逆化痰，散心下之结。两者合用，一苦一辛，辛开苦降，与瓜蒌相伍，则润燥相得，清热涤痰，其散结开痞之功益著。方仅三药，配伍精当，是为痰热互结，胸脘痞痛之良剂，可广泛用于内科杂证痰热互结者。

二十二、关于路老调理脾胃治胸痹用药有别的专题访谈

　　路老对于调理脾胃治疗胸痹所具有的独到见解，不仅体现在辨治理论的推陈出新、遣方化裁的灵活变通上。在具体用药时，路老以其对中药药性的纯熟了解以及对中药药味配伍的精通，对常见及不常见中药在调理脾胃治疗胸痹的运用中形成了独有的用药特色，以升降、攻补、调和之法为药对搭配的准则，理论与实践相结合，在临床治疗中积累了宝贵的经验。

1.　冯　玲：老师，您在调理脾胃治疗胸痹的用药方面有什么独到之处吗？

　　　路　老：我用药重视精简，无论何病何证，均较轻灵活泼，补而不滞、滋而不腻，专于调理，中病即止，我所拟之方药味多精当，剂量小巧，鲜有大热大寒之品，以防治之太过而生冗邪，亦鲜有贵重药品，讲究炮制得法与"四两拨千斤"之功，喜用补气不伤阴、润燥不滋腻、理气不破气、活血不破血之甘淡平和之品，非但调理脾胃治疗胸痹遵循此用药之道，百病百证皆以此为则。

2.　冯　玲：您遣方用药得当，据学生所见，用"五爪龙"之品颇多，其中有何要义可示下否？

　　　路　老：五爪龙之品，常见者有三，我所常用之五爪龙乃素有"南黄芪""五指毛桃"之称，勿与另外两种混淆。其性味甘、苦、寒，无毒，入肝、肺、肾、膀胱四经，功效甚广。《本草纲目》曰："润三焦，消五谷，益五脏，除九虫，辟温疫，敷蛇蝎伤。"其能

清热，利尿，消瘀，解毒。主治肺热咳嗽，淋病，小便不利，疟疾，腹泻，痢疾等。此外，其擅补气之功，可代替黄芪，且专具补而不燥之性，祛邪而不伤正，有清热之力，可与竹节参、西洋参、太子参同用增补气之效，也可与黄精、麦冬、制首乌、五味子等同用，兼顾润燥。以调理脾胃之法治疗胸痹时，有气虚湿盛之象者，以五爪龙适当配伍，温润补之，兼以祛湿，临床疗效显著。

3. 冯　玲：您用药多循奇法，选药多源，五爪龙之品用之甚妙，除此之外，您还有什么常用却非传统常见的药味可供后辈参鉴的么？

路　老：中药之学，其妙在天地间万物多皆可入药治病，而不拘泥于常见之物。石莲子、金雀根、八月札这些我都常用，虽不常见，却功效斐然。石莲子又称甜石莲、壳莲子、带皮莲子，为莲的老熟果实，广布于我国南北各地。具有清湿热、清心宁神等功效，其中心有一暗绿色的心为莲子心，去心的果实为莲子肉，归脾、胃、心、肺经，具有清湿热、开胃消食、清心宁神、涩精止泄的作用，一般清湿热生用，清心宁神连心用。金雀根，味甘、微辛，性平，归肺、脾经。具有清肺益脾，活血通脉，祛风湿之功。主治虚损劳热、咳嗽，高血压，风湿痹痛，跌仆损伤，体虚浮肿，妇女白带、血崩等。如《本草纲目拾遗》曰："治跌打损伤，又治咳嗽，暖筋骨，疗痛风，性能追风活血，兼通血脉，消结毒。"我常取金雀根益脾祛湿之功而治脾虚湿盛之痛风、痹证等，尤其治痛风与地锦草合用，可达立竿见影之效。八月札又名预知子，甘寒无毒，主要产自江浙一带，具有疏肝理气、活血止痛的作用，孟诜言："厚肠胃，令人能食，下三焦，除恶气，和子食之，更好……通十二经脉。"我喜用八月札，因其具有行气和胃、疏肝理气、消食化痰的功效，并且行气而不伤阴，是一个非常好的调理脾胃的药物，量不宜大，一般在 9～12g 之间，点到即可，效佳。

4. 冯　玲：我多年跟随您学习，这些药您确实常用，也曾私下揣摩
其义，略有所得，今日听您亲口所述，豁然开朗，您能
否详述几味您常用且常见的中药，阐述其在调理脾胃过
程中的深义以供后辈参鉴？

路　老：半夏、白芍、茵陈、砂仁这些药，常见于诸多方剂中，
我在此简述一二，分享一下我的运用心得。半夏，辛，温，有毒，
入脾、胃经。用于痰多咳喘、痰饮眩悸、痰厥头痛、呕吐反胃、胸
脘痞闷、梅核气等；生用外治痈肿痰核。因能行水湿，降逆气，而
善祛脾胃湿痰，为燥湿化痰、降逆止呕、消痞散结之良药。对于半
夏的用法，消肿散结用生半夏；燥湿化痰用石灰、甘草炮制的法半
夏；燥湿化痰、消痞和胃用经白矾炮制的清半夏；降逆止呕用经生
姜、白矾炮制的姜半夏；清热化痰、降逆止呕用经竹沥泡制的竹半
夏。我用半夏量较大，多在 9～15g 之间，在使用半夏的同时，多
配合南沙参、太子参、麦冬等润燥的药物，"顾润燥"之妙可显。
白芍，养血调经，敛阴止汗，柔肝止痛，平抑肝阳，李时珍认为
"白芍药益脾，能于土中泻木"。白芍有生、炒两用，平肝敛阴多生
用，养血调经多炒用或酒炒用，养血温阳、通经活络则用桂枝炒过
的白芍，即桂白芍。茵陈，味苦、辛，性微寒，归脾、胃、肝、胆
经。能清热利湿，主治湿热黄疸，小便不利，风痒疮疥。茵陈本为
治湿热黄疸之要药，但因其清热利湿之功较甚，且入脾胃经，我善
用其治疗湿热痹阻之胸痹，一取其清热利湿，二则调理肝脾胆胃，
增加肝胆之疏泄，使木达土旺。砂仁，味辛，性温，归脾、胃、肾
经。能化湿开胃，温脾止泻，行气调中，理气安胎。主治腹痛痞
胀，胃呆食滞，噎膈呕吐，寒泻冷痢，妊娠胎动。调理脾胃为治胸
痹之根本，湿浊内生为脾失健运的主要表现，砂仁为暖脾化湿开胃
之要药，且可行气，善治胃气结滞不散，气机条达则湿浊易于消
散。砂仁量不宜大，6～10g 辄止，可与炒杏仁、薏苡仁相兼为用。

5. 冯　玲：您阐述得十分详细了，学生想再了解一些您治疗胸痹
　　　　　时，围绕调理脾胃的用药规律及特色，您能否阐述
　　　　　一二？

　　路　老：治疗胸痹要以调理脾胃为先，之前详细说过，调畅气机
是根本，以升降、攻补、调和之法为准则进行药对搭配。上述三法
分而论之，先论升降，升降者，关乎中焦脾胃，其司枢纽、主运
化，戊己之土，阴阳之性互根互用于此，脾者升举清阳、胃者降化
浊阴，脾胃合和则升降有偿，气血精微输布，冗邪积聚不生，胸中
阳气通畅，桎梏痹阻消弭；再论攻补，所谓"风雨寒热，不得虚，
邪不能独伤人"，凡素体有虚位则邪实伺机犯之，如胸中阳气不足
则诸邪搏结于胸中，消耗正气，攘邪之力渐衰，治宜攻补平衡，祛
邪扶正，畅通心胸；末论调和，非调和居末位，实因升降、攻补，
莫不以和为准、以平为期，治病无论何法，阴平阳秘为根本目标所
在，药物升降、攻补之性，对立制约，虽以平为期，总难免太过、
不及之虞，调和者，以调为法、以和为度，损益太过、不及之端，
以"中庸"为佳。遵循以上三法，我自拟了常用药对有 100 多对，
与治疗胸痹相关的药对也甚多，药对之间可相辅相成、相偕共进。

6. 冯　玲：老师，您临证用于升降的药对有哪些？

　　路　老：用于升降的药对有很多，例如，青皮与陈皮，两者均具
有升的作用，青皮行肝胆之气，辛温升散，陈皮理脾肺之气，二药
配伍，青皮升气于左，陈皮理气于右，左右兼顾，升降调和，共奏
疏肝和胃，理气止痛，调中之功效。再如，厚朴与枳实，两者均有
降之意，厚朴味苦、辛，性温，归脾、胃、肺、大肠经，功效为下
气除满，燥湿消痰；枳实味苦性寒，归脾、胃经，功效为破气，散
痞，泻痰，消积。二药相伍，厚朴善苦降下气，枳实善于行气破
气，二药伍用，行气降气消胀止痛，主治痰阻胸痹之胸闷胸痛。又
如，枳壳与旋覆花，与前两者不同，此两者虽有降气之势却不峻

猛，其中枳壳味苦、酸，性微寒，入肺、脾、肝、胃、大肠经，功效为行气开胸，宽中除胀、破气行痰；旋覆花味苦、辛、咸，性微温，归肺、胃、大肠经，功效为消痰，下气，软坚，行水。二药相伍，枳壳主气，善破气行痰、行气开胸，旋覆花主血，善下气行血通血脉，二药伍用，宽胸行痰，行气活血，主治痰水阻滞、胸中窒闷。

7. 冯　玲：您刚刚论及的三个药对都是分别行升或降之功，请问有无药对两者一升一降而相宜之品？

　　路　老：升降相因者亦有之。炒杏仁、炒薏苡仁是典型，炒杏仁味苦，性温，入肺、大肠经，功效温肺平喘；炒薏苡仁味甘、淡，性平，入脾、胃、肺经，功效健脾渗湿，利水消肿。炒杏仁善平喘肃肺降逆，炒薏苡仁善健脾和胃，二药伍用，升脾阳，降肺逆，宣上畅中，通调水道，湿浊自去，胸阳自展而胸痹自除。又如谷芽与麦芽，谷芽味甘平，归脾、胃经，其能消食和中，醒脾开胃；麦芽味甘平，归脾、胃、肝经，其能消食和胃，退乳。麦芽、谷芽都有消食健胃之功，主治中气虚弱、食积胃脘之纳呆。但前者偏于消食疏肝，助脾气上行而资健运，后者长于醒脾下气而和中。故《本经逢原》谓："谷芽，启脾进食，宽中消谷而能补中，不似麦芽之削克也。"谷麦芽同用，一则帮助脾之健运，使湿浊等病理产物不致内生，二则使脾胃升降，气机调畅。再如菖蒲与郁金，菖蒲味辛、苦，性微温，归心、肝、脾经，善于化湿开胃，开窍豁痰，醒神益智；郁金味辛、苦，性寒，归心、肝、胆经，善于行气解郁，凉血破瘀。菖蒲主开心孔、利九窍，郁金主行，下气破血，二药伍用，开窍行气解郁，宣解上下之不畅，主治气壅胸膈、心中闷痛。此外，亦有非专升降相因者，却循辛开苦降之势，干姜与黄连药对是也，干姜辛热，温中散寒，健运脾阳主升主散，黄连苦寒泻下，祛中焦湿热，二药辛开苦降，治疗寒热互结，中焦湿热之证。

8. 冯　玲：一升一降，因势利导，的确精妙。请问您临证用于攻补
的药对有哪些？

路　老：攻补兼施，多围绕脾胃展开。如山药与白术，山药味甘
性平，归脾、肺、肾经，善于益气养阴，平补脾肺肾气阴；白术
甘、苦，温，归脾、胃经，善补气健脾、燥湿利水。山药善滋养脾
阴，白术善滋补脾阳，两者伍用补益脾气，主治脾胃虚弱，升降不
能诸症，为吾之常用治胸痹之补益佳品。又如黄芪与当归，黄芪味
甘，性温，归肺、脾经，功效为健脾补中，益气固表，利尿；当归
味甘、辛，性温，功效为补血调经，活血止痛。黄芪主气，善补中
益气，当归主血，善养血和血，活血止痛，二药伍用，主治气血两
虚、心脉失充之心痛。再如枳实与白术，枳实味苦，性寒，归脾、
胃经，功效为破气，散痞，泻痰，消积；白术味甘性温，归脾、胃
经，功效为补气健脾、燥湿利水。枳实主通，善于行气破气，消胀
满，白术主补，善补气和中，两者合用为枳术丸，补而不滞、行气
而不伤正，主治脾胃运化无力，虚中夹实之证。

9. 冯　玲：攻补兼施，不生冗邪，您以此法施治甚好。请问您临证
用于调和的药对有哪些？

路　老：这里的调和是狭义的调和，主要可包括调和气血、调和
中焦等，与广义的调和不同，上述升降、攻补皆广义调和之体现。
调和气血者，可用广木香与丹参。广木香味辛、苦，性温，归肺、
胃、大肠、三焦、胆经，功效为行气止痛，温中和胃；丹参味苦，
性微温，归心、肝经，功效为活血祛瘀，安神宁心。木香善行气，
丹参善活血，二药伍用，行气活血止痛，主治气血不和之心中刺
痛。若久病入络，亦可用桂枝与丹参。桂枝味辛、甘，性温，归
心、肺、膀胱经，功效为发汗解肌，温经通脉。桂枝善温通经络，
丹参善入心包络、破宿血、生新血，二药伍用，活血温经止痛。调
和中焦者，可用藿梗与苏梗。藿梗味辛，性微温，入脾、胃、肺

经，善于醒脾开胃、和中止呕、理气止痛，用于治疗脾胃气滞、中焦气机不畅、升降失调，以致胸腹满闷、腹痛吐泻、胃纳不佳、倦怠无力、白苔垢腻等症；苏梗辛香温通，入脾经、胃经、肺经长于行气宽中，温中止痛，理气安胎。二药伍用，相得益彰，理气宽中，消胀止痛的力量增强。藿梗与苏梗同用治胸痹疗效甚好，取其祛湿化浊、调畅气机之功，使脾胃升降相宜，清升浊降而发挥其健运之功，此药对与上述升降之药对可相合为用。

10. 冯　玲：根据上述治则，您可否再介绍几对常用的药对以供后辈学习参考？

路　老：常用药对还有藿香合佩兰，加强芳香化湿之力；荷梗配苏梗，一升一降，化湿理气；白茅根合芦根，凉血生津力强；素馨花配玫瑰花，疏肝理气并具活血之力；半夏配旋覆花，一辛一苦，和胃降气；五爪龙配太子参，益气健脾利湿，用于湿证兼有气虚者；苍术配白术，健脾燥湿祛湿，苍术在运，白术贵健；防风配防己，祛风化湿利湿；刀豆配五谷虫，和胃降气消食；桃仁配杏仁，宣肺活血利湿；赤芍配白芍，活血和血等。凡此种种，皆可围绕脾胃展开论治，遵循总则，亦不拘泥，灵活化裁即可。

二十三、路老调理脾胃法治疗冠心病的专题访谈

冠状动脉粥样硬化性心脏病，即冠心病，根据其临床表现可归属于中医"胸痹心痛病"范畴，对其病因病机的描述最早记载于《金匮要略·胸痹心痛短气病脉证治》篇，"阳微阴弦，即胸痹而痛"，认为胸中阳气不足，下焦阴寒气盛为其病机，并给出了诸多治疗胸痹心痛病有效的方剂，如"栝蒌薤白白酒汤""栝蒌薤白半夏汤"等。路老认为随着人们生活、饮食结构的变化，"湿浊"之邪日渐成为本病重要的致病因素，路老总结多年临床经验，形成了化浊祛湿通心方，通过调理脾胃，健运中州，运化湿浊的方法治疗湿浊痹阻证型的冠心病、心绞痛，临床疗效显著。

1. 冯　玲：老师，根据您的临床经验，您认为"胸痹心痛病"的主要致病因素是什么呢？

　　路　老：随着时代的发展，诸多疾病谱也在逐渐演变。近年来，随着人们生活水平的提高，如饮食无节，恣食肥甘厚味，贪凉饮冷，酿生痰湿；以酒为浆，豪饮无度，化湿生热。因湿浊之邪其性重浊黏滞，易阻气机，气为血之帅，气滞则血停，湿阻气机，血脉不能畅流，阻于心窍，气血无法濡养心脉，而有胸痹心痛之证。胸胁为气机升降之道路，湿阻胸膈，气机不畅则胸闷；湿困脾胃，使脾胃纳运失职，升降失常，出现呕恶纳呆、脘痞腹胀、便溏不爽。因此，"湿浊"之邪是本病发生发展的重要致病因素。

2. 冯　玲：老师，心主血脉运行，在冠心病发病中"血瘀"之患不容忽视，您是如何看待"湿浊"与"血瘀"之间的关系呢？

路　老：湿浊乃为阴邪，易伤阳气，同时湿邪易阻滞气机，血脉畅流须气机之流通，阳气之温煦，如今阳气已伤，气机阻滞，气血运行不畅，停滞为瘀，出现痰湿致瘀之象，即所谓"痰瘀同源"。临床上可见不少冠心病患者，除有体胖虚肿，脘痞呕恶、头昏身倦乏力、舌苔厚腻等痰湿之症，亦有舌紫唇暗、脉涩、心前区疼痛等瘀血之象。正如《杂病源流犀烛》所说："而其为物则流动不测，故其为害，上至巅顶，下至涌泉，随气升降，周身内外皆到，五脏六腑俱有。"气之所行，亦血之所到，痰湿"随气升降"，故阻碍心血运行，痹阻心脉，而有此病。

3. 冯　玲：路老，"胸痹心痛病"病位主要在心，但其发病可涉及多个脏腑，您认为主要与哪些脏腑关系密切呢？

路　老：冠心病其病位虽在心，然中医学认为人体是一个有机的整体，一脏有失，株连他脏。冠心病主要与中焦脾胃关系密切。心主血脉，脾胃为气血生化之源，正如《灵枢·营卫生会》所言："中焦亦并胃中，出上焦之后，此所受气者，泌糟粕，蒸津液，化其精微，上注于肺脉，乃化而为血，以奉生身，莫贵于此。"脾主升清，将人体的精微物质上输，经过肺的宣发肃降运达全身，以供人体功能活动所需；胃主降浊，将脾吸收运化后的重浊之物向下输送，排出体外。两者相合，升清降浊，共同完成人体的营养吸收运化。脾胃升清降浊功能减弱，轻清之物不能上升，气血乏源，而心无所主；重浊之物不能下降，积于体内，久之则湿浊滋生。湿邪黏腻，易阻滞气机，痹阻心脉，而成此证。

4. 冯　玲：路老，化浊祛湿通心方是您治疗冠心病的主方，临床用来治疗湿浊痹阻型冠心病心绞痛疗效显著，您此方的立意是什么呢？

路　老：化浊祛湿通心方其中藿梗其性辛温，可散寒湿之邪，苏梗苦平，有通气宽胸之效，两者合用，可散湿宽胸；厚朴辛温苦平，辛能行散，苦可降泄，具有行气消胀，下气泄满，燥湿化痰之效，与苏藿梗相合，一升一降，复脾胃之升降，以散湿浊之邪；炒杏仁，其性苦温，可降气平喘，炒白蔻仁其性辛温，辛可行散，善畅中除湿，两者相合，用以宣上而畅中，湿者水之渐，肺者水之上源，因此宣发上焦，意在调节水液代谢，以使湿从水而解；菖蒲辛散温通，芳香走窜，善化痰除湿；茵陈清利湿热；茯苓健脾祛湿，脾主运化水湿，脾胃健运，则水湿之邪无停留之地；枳壳行气化湿，痰湿之邪，重浊黏滞，易阻滞气机，气机不畅更使痰湿之邪流连不解，若使气机通畅，则湿浊之邪亦随之而解；郁金疏解肝郁，且能行气，肝者主疏泄，可助脾胃之运化。

冯　玲：　化浊祛湿通心方以藿苏梗、厚朴复脾胃之升降，以炒杏仁、白蔻仁通调气机，以菖蒲豁痰理气，以郁金行气解郁，以茵陈利湿热，以茯苓健脾化湿，炒枳实行气化湿，如此脾胃健运、气机通畅而痰浊自消。此方思路新颖，见解独特，突出了中医整体观念，治病求本，辨证论治的特色。

5.　冯　玲：化浊祛湿通心方重在调理脾胃，运化湿浊，您是如何理解湿浊与脾胃两者的关系呢？您临床常用方药加减又有哪些呢？

路　老：痰湿为阴邪，阴胜则阳病，故湿邪为害，易伤阳气。脾主运化水湿，且为阴土，喜燥而恶湿，同气相求，湿邪侵袭人体，易困于脾而伤脾阳。脾阳不振，运化无权，更使水湿停聚，湿聚久而成痰。痰湿阻滞气机，痹阻心脉，而有胸闷、心痛诸症。"湿胜则阳微"，阳气衰微，血脉凝滞，亦有胸闷、心痛诸症。然其根本在中州失健，运化失司，若中州健运，则痰湿之邪无以停聚，湿去则阳气自通，气机通畅，自无血脉瘀阻胸痹之患。治疗时，若其人脾虚者加炒白术，以加强健脾利湿的作用；若热重，则加苦参清热利湿；若寒重，则加重白蔻仁用量；若痰湿重，加清半夏，加强化痰祛湿的作用；若夹瘀，加丹参，以行血祛瘀。

6. 冯　玲：老师，化浊祛湿通心方治疗冠心病临床疗效显著，前期有哪些科研基础呢？

路　老："路志正调理脾胃法治疗胸痹经验的继承整理研究"于1995年获国家中医药管理局中医药基础研究二等奖。课题由中国中医研究院广安门医院组织10家省、市级医院的临床医师以调理脾胃法治疗胸痹心痛患者300例，按照全国统一的标准诊断和评定疗效进行评价。结果300例患者中属中气不足证144例，痰浊壅塞证98例，湿浊痹阻证58例。治疗疗程均为4周。治疗后心绞痛总有效率为95.3%，心电图总有效率为49.7%，硝酸甘油停减率为83.7%。同时观察到本方对胸痹患者高血压、高血糖、高血脂有显著的改善作用。此课题为调理脾胃法治疗胸痹奠定了科研基础。

7. 冯　玲：老师，针对湿浊痹阻之冠心病的临床研究又有哪些呢？

路　老：2009年立项的国家重点基础研究发展计划（"973"计划）子课题选取湿浊痹阻证冠心病进行研究，开展了化浊祛湿通心方的大型临床前瞻性研究，对明确诊断为冠心病湿浊闭阻证的患者进行祛湿化浊通心方的干预治疗（治疗组200例，对照组100例），治疗组在基础西医治疗的基础上，加用化浊祛湿通心方煎剂200mL，2次/d，对照组给予基础西医治疗，疗程均为4周。治疗组心绞痛疗效明显优于对照组，总有效率92.6%；治疗组心电图疗效明显优于对照组，总有效率64.1%；治疗组与对照组比较，硝酸甘油减停率无明显差异；治疗组中医证候疗效明显优于对照组，总有效率95.9%，改善较对照组明显的有胸闷、脘腹痞闷、头昏如蒙；治疗组治疗前后血脂变化明显，甘油三酯、总胆固醇、低密度脂蛋白明显降低，高密度脂蛋白明显升高；治疗组治疗前后 C 反应蛋白无明显差异；治疗组治疗前后肝肾功能（ALT、AST、BUN、Cr）未见明显差异。

8. 冯　玲：老师，前期临床研究都观察哪些中医证候呢？化浊祛湿通心方对中医证候的改善情况如何？

　　路　老：针对湿浊痹阻这一病机，我们选取的中医证候主要是胸痛、脘腹痞闷、口黏不渴、食少纳呆、恶心呕吐、肢体沉重、头昏如蒙、大便不爽、小便浑浊、舌象、脉象。治疗组与对照组胸闷症状平均秩次分别为 105.98、129.93，$P < 0.05$，差异有统计学意义；治疗组与对照组脘腹痞闷症状平均秩次分别为 108.63、124.66，$P < 0.05$，差异有统计学意义；治疗组与对照组头昏如蒙症状平均秩次分别为 103.88、134.11，$P < 0.05$，差异有统计学意义；治疗组与对照组证候总积分平均秩次分别为 105.29、130.03，$P < 0.05$，差异有统计学意义，其他中医症状组差异无统计学意义。

9. 冯　玲：老师，此方药中医立意学生已明白，现代药理研究中是否又有特殊之处呢？

　　路　老：现代药理学研究表明苏梗有促进肠蠕动、止血、降血糖、降血脂的作用；菖蒲所含挥发油中的二聚细辛醚有显著的降脂作用；茵陈主要具有利胆、保肝、调脂降压及降血糖的作用；丹参能拮抗血管紧张素 Ⅱ，具有增强心功能、扩血管、抑制血小板聚集，降低血黏度及改善血液流变性的作用。从中医讲，本方具有健脾利湿，健运中州的功效，通过祛湿化浊达到治疗冠心病心绞痛的效果。从现代药理学研究讲本方具有调节胃肠运动，调节血脂，增加冠脉供血，有效改善冠心病心绞痛临床症状的作用。

10. 冯　玲：老师，您调理脾胃治疗冠心病临证经验丰富，临床和基础研究资料翔实，能否举一案例让学生参鉴？

路　老：我曾治一患者，男，52岁，因胸痛胸部憋闷伴气短1年，在中国医学科学院阜外医院就诊，查冠脉CT示左前降支近段混合斑块形成，管腔中重度狭窄，近中段混合斑块，管腔中度狭窄。第一对角支近段管腔中度狭窄。右冠近段混合斑块及软斑块，管腔重度狭窄近闭塞，中段混合斑块，管腔轻度狭窄，左前降支中段浅肌桥。来诊时症见胸部憋闷，尤以活动后为甚，气短乏力感明显，面色萎黄，形体肥胖，舌质淡红，舌体胖大，苔白腻，脉弦滑。药用苏梗12g，藿梗（后下）12g，炒枳实15g，厚朴10g，郁金15g，炒苍术15g，炒白术15g，薤白15g，法半夏10g，水煎服14剂，每日一剂，分两次服。二诊时患者不适症状明显减轻，此后患者每隔两周或一个月到门诊就诊一次，一直以调理脾胃、祛湿化浊为主法，先后使用藿朴夏苓汤、三仁汤、六君子汤、枳术丸等加减，至2012年总结病案时，近3年病情一直稳定，未住过院。后复查冠脉CT较前无进展，且诸证缓解，唯大量活动后偶有胸闷。

二十四、路老调理脾胃法治疗血脂异常的专题访谈

　　血脂异常为临床常见疾病，通常指血清中总胆固醇、低密度脂蛋白胆固醇、甘油三酯水平升高，高密度脂蛋白胆固醇降低，其中出现任意一项异常者即可诊断。血脂异常为心脑血管疾病的独立危险因素，可诱发动脉粥样硬化性心脑血管疾病，增加冠心病、缺血性脑卒中的发生风险，当积极防治以阻止病情进展。本病根据临床症状可归属于中医学"血浊""肥胖"等病的范畴。医家多认为因虚致实或肝脾失调是其主要病机，辨治常从"痰浊""血瘀"入手，对老年血脂异常者，又多从虚证论治。路老论治血脂异常通常于"痰浊""血瘀"之未成，以调理脾胃、祛湿化浊之法先证用药，截断病势，每获良效。

1.　冯　玲：路老，关于血脂异常的病因病机，您是如何理解的呢？

　　路　老：《素问·通评虚实论》曰："甘肥贵人，则膏粱之疾也。"血脂异常的发生与现代人的饮食和生活习惯关系密切。随着人们生活水平的提高，肉类、油脂等肥甘之品在日常饮食中所占的比例也越来越多。现代科技进步与交通工具发达，给人们的日常出行带来极大便利，加之工作繁忙，人们日常的运动量严重不足。这种"吃动失衡"的状态会引起机体代谢水平下降，脂肪生成过多，难以消耗，堆积在血液中则发为血脂异常。从中医角度而言，肥甘厚腻之品损伤脾胃，脾虚水湿不化，胃弱膏脂难消，气机升降失和，阴阳燥湿失济，化生湿浊堆积于血脉之中，导致血脂异常。

2.　冯　玲：老师，对于血脂异常，诸多医家常从"痰浊""血瘀"入手，而您多以调理脾胃、化湿祛浊为法，能谈一下您的思路吗？

路　老：论治血脂异常当注重未病先防，既病防变，不可拘于"痰浊""血瘀"之论，而应着眼于"痰浊""血瘀"之先，以调理脾胃、祛湿化浊之法先证用药，截断病势。痰浊、瘀血之实邪多为疾病进展所变生之病理产物，而湿邪氤氲弥漫，常起于脾虚之初。湿邪与痰饮同质同属，危害相近，所异之处在于湿分内外，痰无外袭，湿可生痰，渐次而致。内湿之所生，首责脾胃，脾虚生湿，聚而为饮，凝结成痰。脾气虚弱，宗气失充，血行不畅，瘀血则生。脾胃燥湿相济，升清降浊，功可运化水湿，燮理气机，化生精微，脾胃内伤则百病由生。血脂异常病虽在血液，然其根在脾。调理脾胃可使脏腑充、阴阳和，水谷直转精微而不化生脂浊；祛湿化浊可使脾胃健、运化畅，水液敷布周身而不蕴湿成痰。以此达到扶正祛邪，防微杜渐之目的。

3. 冯　玲：老师，您所提到的"祛湿化浊"法，其中"浊"的具体内涵是什么呢？

路　老：早在《黄帝内经》中即有关于"浊"的论述："清阳出上窍，浊阴出下窍；清阳发腠理，浊阴走五脏；清阳实四肢，浊阴归六腑。"所言之"浊"既指水谷精微，又指排泄的污浊之物。而祛湿化浊之"浊"是与清相对而言，指的是浑浊、稠浊、糟粕之物，如痰之浊、血之浊。《医碥》言："痰本吾身之津液，随气运行，气若和平，津流液布，百骸受其润泽，何致成痰为病？"若中气不足，津液不布，水液积聚，其清稀者化为饮，稠浊者生为痰，流窜周身则致疾病。而稠浊之痰在血脂异常的发病中颇为关键，当祛之、化之，并调中焦，令气道调顺，津液流通。《灵枢·决气》言，"中焦受气，取汁变化而赤，是谓血。"脾胃运化水谷精微，化生营气，淫于脉中，变为血液。正常情况下，血液清洁纯净，脉道通畅，血循不失其常，五脏六腑得以濡养。若饮食肥甘无度，劳逸失调，损伤脾胃，水谷精微化生障碍，升清降浊功能失常，浊邪进入脉中，血液失其自清、自洁之职而浑浊黏滞，变生血浊，久则壅滞脉道，痹阻心胸，瘀阻脑络，引发一系列疾病。因此，在调理脾胃功能令其复健之余，还应当祛除血液中的污浊之物，津液中的稠浊之痰，使血液清纯流畅，津液输布无碍，此即"化浊"之意。

4. 冯　玲：路老，您善于调理脾胃治疗诸疾，能谈一下您是如何辨证治疗血脂异常的吗？

   路　老：万物皆生于土，脾胃五行属土居中，主运化，为后天之本，气血生化之源，功居要职，故我多从脾胃入手治疗疾病。血脂异常临床多见脾胃相关证候，如形盛体胖、头重如裹、眩晕、昏昏欲睡、倦怠嗜卧、胸膈满闷、痰多、恶心、呕吐涎沫、肢体困重、大便不爽、舌胖、苔白腻等脾虚痰湿壅盛的症状，因此，我常以健脾理气、化湿降浊之法治疗血脂异常，用化浊祛湿方加减化裁，方药主要由藿香、厚朴、炒枳实、炒杏仁、茵陈、郁金组成。对于脾虚较重者，可加党参、茯苓、白术以健脾祛湿；湿邪内蕴者，可予泽泻、薏苡仁祛湿泄浊；湿郁化热者，酌加荷叶清热化湿，升发清阳；痰浊壅盛者，可予胆南星、竹茹、半夏燥湿化痰；纳食不馨者，酌加豆蔻、砂仁芳香化湿醒脾；腹胀纳呆者，予山楂、麦芽、神曲消食以助运化。此外，当嘱患者改善生活方式，如饮食要低脂、低糖、低盐，控制食量，坚持运动。

5. 冯　玲：老师，化浊祛湿方主要由藿香、厚朴、炒枳实、炒杏仁、茵陈、郁金组成，其方立意该如何理解呢？

   路　老：藿香其性辛温，辛能行散，升发清阳；温可暖土，散寒化湿。厚朴苦燥辛散，具有理气消胀，下气除满，燥湿化痰之效，与藿香相合，一升一降，可复脾胃之升降，以散中焦之湿浊。炒杏仁苦温，善入肺经，通宣上焦肺气，使气化则湿化，以畅水之上源。茵陈苦泄下降，归脾、胃、肝、胆经，善于渗利湿热之邪，使之从小便而出。枳实性辛，味微寒，麸炒以去性存用，增强行气化湿，散痞消积之功。郁金味辛性寒，行气解郁以治肝木克土之弊，又可活血化瘀，引诸药入血脉。本方以藿香运化中焦，杏仁宣化上焦，茵陈渗利下焦，宣上、畅中、渗下三法并用，三焦并调，使湿浊之邪从上中下三焦分消，佐以枳实、郁金行气活血，重在祛湿化浊，调理脾胃气机，令脾胃升降如常，燥湿互济，如此则水谷直转精微而不化生脂浊，已生湿浊之邪亦可排出体外。

6. 冯　玲：路老，您常用化浊祛湿方治疗湿浊痹阻之血脂异常患者，临床疗效显著，曾做过什么前期临床研究呢？

路　老：2010—2013年，在中央保健局专项资金的支持下，我们实施过一项前瞻性随机对照临床研究，观察化浊祛湿方干预湿浊痹阻证老年血脂异常患者的临床疗效和安全性，共纳入150例老年血脂异常患者，以绞股蓝总苷片为对照。治疗8周后发现，化浊祛湿方组患者的甘油三酯、低密度脂蛋白、临床症状和中医证候均明显改善，在治疗过程中未发生不良反应。2013—2016年我们又申请了国家科技支撑计划课题，共纳入200例血脂异常患者，以辛伐他汀片、绞股蓝总苷片为对照，治疗12周后发现，化浊祛湿方能够有效调节血脂代谢，可降低高脂血症患者血清中总胆固醇和低密度脂蛋白胆固醇的水平，其作用优于绞股蓝总苷片，弱于辛伐他汀；降低甘油三酯的水平，作用优于辛伐他汀和绞股蓝总苷片。血脂疗效方面，化浊祛湿方总有效率85.71%，辛伐他汀总有效率92.06%，绞股蓝总苷片总有效率74.19%。中医症状改善疗效方面，化浊祛湿方总有效率84.13%，辛伐他汀总有效率52.38%，绞股蓝总苷片总有效率61.29%。

7. 冯　玲：化浊祛湿方降脂疗效甚佳，曾做过基础研究进一步探索它的作用机制吗？

路　老：作为新时代的中医，不仅要做好临床，还要搞好科研，试图用科学的方法去解读中药起效的作用和机制，这样有助于将中医药推广应用和发扬光大。在国家自然科学基金面上项目"化浊祛湿方通过 miR-27b/SREBPs、PPARα 调节脂代谢靶基因的机制研究"的课题中，我们采用 SD 大鼠高脂血症模型，利用 RT-PCR、Western blot 等技术，检测化浊祛湿方对 miR-27b 及其下游脂代谢靶基因表达的影响。结果发现，化浊祛湿方能通过调控 PPARα 信号通路，降低大鼠肝脏中 *SREPB1*、*ACC* 等基因的表达，从而降低血浆中甘油三酯的水平。在国家重点基础研究发展计划（"973"计划）子课题"化浊祛湿通心方的配伍规律及作用机理研究"中，我们采用金黄地鼠高脂血症模型，通过芯片技术、RT-PCR 技术等现代生物医学研究方法，发现化浊祛湿通心方可能是通过干预肝细胞脂质代谢过程中的 miRNA，调控 AMPK–ACC 脂质代谢信号通路，发挥改善血脂异常的作用。

8. 冯　玲：从既往研究来看，与西药辛伐他汀片相比，化浊祛湿方在调节血脂异常方面具有什么优势呢？

路　老：在国家重点基础研究发展计划子课题项目中，以"从脾胃论治血脂异常"的理论作为指导，我们将化浊祛湿方中各组分进行提取分离纯化，采用模式动物探索脾胃运化失常所致异常物质沉积与动脉粥样硬化发生的相互关系，以及本方主要组分的调血脂作用。结果显示化浊祛湿方在 100mg/kg 剂量下有明显降低小鼠血清总胆固醇水平的作用。进一步研究发现，与西药辛伐他汀片单纯降脂作用不同，化浊祛湿方不仅单纯调节脂代谢紊乱，而且对机体内环境心血管保护分子如牛磺酸、甜菜碱等含量有显著增加作用，对肝脏脂肪堆积有更好的治疗作用，主要是起到降低血脂的作用。而辛伐他汀组则未见上述小分子代谢物含量的改变。这说明化浊祛湿方在调节脂代谢紊乱的作用可能是通过多途径、多靶标发挥整体调节作用，为进一步开发新药创造了条件。

9. 冯　玲：老师，您认为化浊祛湿方的临床意义和优势是什么？

路　老：目前临床常用降脂药以他汀类为主，他汀类药物是在国外研制的，其临床试验的对象主要是欧美人群，而国内人群对他汀类药物更加敏感，耐受性也更低。他汀类药物在血脂异常的治疗中有着显著的临床疗效，但是也存在诸多不良反应，比如肌痛、肌炎、横纹肌溶解、肝损伤、血糖异常等。临床实践中，部分患者对他汀类药物的耐受性较差，还有一些患者服用他汀后血脂仍居高不下，加大他汀剂量不仅没有提高降脂效果，反而不良风险大幅增加，比如辛伐他汀片剂量倍增时，降低低密度脂蛋白胆固醇的幅度仅能增加 6%，即所谓"他汀类药物的加 6 原则"。化浊祛湿方以中医整体观念和脏腑理论为基础，通过调理患者的脾胃功能和整体代谢，不仅能够降低胆固醇和甘油三酯，还可明显改善患者的临床症状，提高生活质量，而且服药过程中未见毒副作用及不良反应，患者接受度高，依从性好，有助于控制血脂。

10. 冯　玲：老师，您调理脾胃治疗血脂异常临证经验丰富，临床和基础研究资料翔实，能否举一案例让学生参鉴？

路　老：我曾治一男性患者，职业是厨师，50 岁，患血脂异常 5 年，以甘油三酯升高为主，最高 17mmol/L，长期服用非诺贝特，效果并不理想，甘油三酯最低降至 8mmol/L，曾先后 4 次因血脂异常并发急性胰腺炎住院。其来诊时症见腹胀、口苦、身重乏力，大便黏腻不爽，舌红苔薄黄略腻，脉濡滑。生化结果显示：总胆固醇 6.18mmol/L、甘油三酯 9.89mmol/L、低密度脂蛋白胆固醇 3.31mmol/L、极低密度脂蛋白 4.50mmol/L。西医诊断：高脂血症；中医诊断：湿阻，辨证为脾虚，湿、浊、痰、热内蕴。患者身为厨师，喜食膏粱厚味及冷饮，《素问·痹论》云，"饮食自倍，肠胃乃伤"，脾胃受伤，运化失职，清浊不分，血中浊气壅遏，加之厨房烟火熏烤，浊与热结，湿热内蕴，血脂自然升高。治疗当以健脾祛湿、清热化痰泄浊为法，处以"化浊祛湿方"加味化裁，药用茯苓 15g，藿香 12g，厚朴 12g，郁金 10g，枳实 12g，炒杏仁 9g，茵陈

15g，泽泻 15g，焦山楂 15g，水煎服，14 剂，并嘱患者节饮食，增加运动，控制体量。二诊时患者不适症状明显减轻，以上方加减调治 2 个月后诸症皆瘥，复查生化示：总胆固醇 5.4mmol/L、甘油三酯 5.27mmol/L、低密度脂蛋白胆固醇 2.9mmol/L。此后患者间断服用中药 5 年余，其间甘油三酯控制在 2～3mmol/L，胰腺炎亦未再作。

二十五、关于治疗老年冠心病的专题访谈

冠心病是老年人的常见病、多发病。近年来，随着我国逐步进入老龄社会，老年冠心病的发病率也在逐年增加。因此，积极发挥中医药治疗冠心病的优势，在防治老年冠心病方面有着重要的意义。路老经过多年的临床实践认为老年冠心病有其自身的病变特点、病机变化和治疗原则。现将经验总结访谈如下。

1. 冯　玲：老师，您认为老年患者有其自身特殊的病变特点和病机变化，对此您是如何认识的？

路　老：老年人的生理特点以元气虚衰、脏腑功能减退为主，多表现为症状的不典型性、多样性和复杂性，临床辨治难以治疗。部分老年人除一般的心前区不适外，常以头晕、乏力为首发症状，有些则以肩背痛、上腹痛、牙痛为主诉。且老年人气血虚弱，易引起全身病变，合并症及并发症较多，常合并高血压、糖尿病、高脂血症、动脉硬化等，易并发心律失常、心衰、中风甚至急性心肌梗死，多种疾病相互影响，死亡率较高，治疗也颇为棘手。老年冠心病属于中医的"胸痹心痛"病范畴。《金匮要略》指出本病病机为胸中阳气不足，阴寒、痰浊、瘀血等阴邪上乘阳位，痹阻胸阳而致，为本虚标实，但对老年人而言，则以虚证为主，实证次之。虚证以脾肾虚为主要表现，实证多是以寒凝、痰瘀互结为患。同时老年人肺气不足，卫外功能减弱，易受风寒之邪侵袭，太阳受病内传少阴，影响气血运行而致胸痹。其病虽发于心，但本为脾肾不足，发病后很容易引起五脏的功能衰竭，病变涉及部位广泛，病情复杂，传变较快。

2. 冯　玲：您认为冠心病病发在心，本在脾肾不足，学生应如何理
　　　　　　解脾肾二脏在冠心病发病中的致病机理呢？

　　路　老：脾胃为后天之本，是气血生化之源，脾主运化，胃主受
纳，脾胃将水谷精微转化为气、血、精、津液等营养物质，内输五
脏六腑，外润四肢百骸。老年人脾胃功能衰退，一则气血津液生化
无源，心失所养，致心气不足、脉道迟滞不畅，血脉停滞不行，迁
延日久，损及心阳，阳虚则寒，寒性收引，气血凝滞，导致心脉瘀
阻，胸闷隐痛；二则脾胃功能减退，纳化迟滞，湿聚热蕴，痰瘀互
结，胸膺痹阻，心痛乃发。肾为先天之本，元气之根，心肾二脏在
血脉的运行中起到协同作用。若年迈肾衰，肾阳不足，则心失温
煦，心阳不振，鼓动无力，血行迟缓，或胸阳不足，阴寒乘之，寒
凝气滞，闭塞胸阳，可发为胸痹。脾土的运化亦全赖肾气的蒸腾气
化，若元阳虚衰，不能温煦脾阳，运化失司，聚湿生痰，痰浊痹
阻，易可导致胸痹。

3. 冯　玲：老师，老年人脾胃纳化失常，气血生化乏源，患病虚证
　　　　　　为多，其发病不同于青年人以实证为主，您是如何理解
　　　　　　气血在老年冠心病中发挥的作用呢？

　　路　老：老年人气血不足，气不足主要是指宗气不足，《灵枢·邪
客》云"宗气积于胸中，出于喉咙，以贯心脉，而行呼吸焉"，宗
气由肺吸入之清气与脾胃运化的水谷精气相互结合而成，宗气的盛
衰决定心气的强弱，血液的流动全赖于心气的推动，心气的动力则
源于宗气，可以说宗气是推动血液运行的原始力。由于老年人年事
已高，脏气已衰，宗气生成不足，当升不升，甚者下陷，不能贯心
脉而维持正常的循环，血液在脉中运行无力而瘀滞，血脉不通而发
胸痹心痛。血不足者，一是心血不足，二是肝血不足，心肝血虚，
心脉失养，可形成"不荣则痛"而发生胸痹心痛；老年患者，天癸
已竭，肝肾阴虚，心血化生无源，心脉失于濡润，亦是发生胸痹心

痛的主要原因。总之，气血不足导致心痛，主要表现为气血不荣，也有因气血涩滞不通而发心痛者，临床当辨析。

4. 冯　玲：如您刚才所述，老年冠心病者以本虚为主，"不荣则痛"为其病机特点，其临床辨治要点主要体现在哪些方面呢？

路　老：老年冠心病患者虽以"不荣则痛"为主，但虚可致实，虚实之间常可相互兼夹为患，亦有因"不通则痛"者，如脾胃纳化失常，气血生化乏源之时，水谷精微亦变生痰浊为患；老年患者肾阳虚衰，水液不得蒸腾气化，停蓄为患，血得温则行，遇寒则凝，血脉痹阻不通而发心痛。老年人以脾肾亏虚，气血不足为本，临床以不荣则痛为主要表现，治疗应补脾肾生气血，使血脉得到温煦、滋养则其痛自止；气虚不运者，宜健脾胃、补中气，中气盛则宗气自旺；肾阳不足者，宜遵"少火生气"之旨，温肾助阳，散寒通血脉。脾胃气虚变生痰湿者宜健脾化痰；脾肾阳虚寒凝血瘀者，应温中健脾、温肾散寒；瘀血内停者应以补气活血为法；湿热内蕴者应以健脾和胃、清利湿热为主，正本以清源，祛邪不忘扶正。

5. 冯　玲：老师，前面您跟我们详细谈论了老年冠心病复杂的临床表现和病机特点，那么老年冠心病患者临床用药应当注意什么呢？

路　老：老年冠心病虚实夹杂，以虚为主，因是年老体弱久虚所致，治疗上不应急于见效而妄用重剂，冰冻三尺非一日能融，欲速则不达，应抓住病机，利用"四两拨千斤"之力，用药"在巧不在多"，"轻可去实"，以轻灵活泼为特点，祛实以驱除湿浊痰饮为先，活血药切忌峻猛太过。老年患者常合并多种疾病，五脏功能衰退，故宜饭后温服，顾护脾胃，且量不宜多，避免水液潴留加重心肾负担，若用虫类药，不应选用有毒峻猛之品，且其用量宜少或制成丸剂缓缓图之，不可因求一时之快，而酿久患之弊。同时老年人脾胃运化功能减弱，造成气血不足，贯穿于本病的始终，故治疗应时时注意顾护脾胃。我常用顾护脾胃有四法，即调理脾胃以斡旋气机；调理脾胃以化痰祛湿宣痹；调理脾胃以助气血之源；调理脾胃以宁心定志。调理脾胃法是治疗老年冠心病的核心方法。

6. 冯　玲：老师，您认为心胃一脏一腑可升降气血，应用于老年冠心病患者的治疗中常获捷效，学生应该如何理解学习呢？

路　老：心属火主升，推动血液运行，胃主降，助脾化生气血。两者一脏一腑，一升一降，在气血的生成和运行中相互配合，相互为用，共同主宰一身之气血，如胃失和降可影响气血的运行，心血瘀阻也可影响胃之和降。心主神明，脾（胃）主意，忧思过度则伤脾胃。《素问·举痛论》曰："思则心有所存，神有所归，正气留而不行，故气结矣。"气结于中，胃失和降，则心神扰乱，睡卧不安，终则气血运行受阻，引发心痛，当以和胃化浊，健脾助运为法调治，方选四君子汤合二陈汤加减。若心痛因胃部受寒或过食生冷而诱发，当宜温胃散寒，活血止痛，药用姜半夏、元胡、川楝子、干姜、肉豆蔻、吴茱萸等；若食滞胃脘所致胸痹，当宜枳实导滞丸化裁，高年者当慎用大黄；若胃阴不足所致胸痹，当治宜养阴益胃，清降虚热，药用太子参、沙参、麦冬、玉竹、白芍、女贞子、生地、怀牛膝、丹参、知母、黄连、桃仁、生石膏、川楝子等；若湿热中阻致胸痹，当用瓜蒌、石见穿、姜半夏、胆南星、炒枳实、石菖蒲、郁金等祛湿化浊清热通心之品。

7. 冯　玲：老师，老年人大多脾胃功能虚弱，纳化功能亦有衰惫之机，而脾胃为气血生化之源，若因脾虚胃弱而引发老年人胸痹心痛者，当选用何方加减呢？

路　老：老年患者脾胃虚弱者初期多以脾胃气虚为主，脾胃具有化生血液以营养全身的功能，血液来源于水谷精微、精髓、营气，营血的生成依赖于脾胃功能协调。营血亏虚，则脉道不充，血行滞涩而发胸痹心痛，当调脾胃，助运化，脾运健则营血充。治以益气健脾，补血宁心为法，方选归脾汤加减。若舌有瘀点，脉沉涩，瘀血较明显者，可佐入桃仁、红花以养血活血；口干、盗汗、夜间烦热者，前方去黄芪，加莲心、地骨皮。气虚为阳虚之渐，日久可致脾阳虚不能化气行水，水湿内聚，致水气凌心。或水湿蕴结，凝为痰浊，阻闭心脉，则血流滞缓，而心痛猝然发作。治以温中健脾，消痰化饮为法，方选理中汤合苓桂术甘汤加减。若是因脾气虚弱或脾阳不足，运化功能失常，则会导致津液输布障碍而聚湿生痰。对湿滞心脉之胸痹，我常以宣、化、渗三字统之，即开宣上焦，芳化中焦，调畅气机，渗利下焦，使邪有出路，三焦同治，往往收事半功倍之效。用药当以轻灵为贵，中病即止。

8. 冯　玲：老师，肾为水火之脏，老年患者肾阳衰惫可致心阳不振而发心痛，对于此证您临床常用方药及加减是什么呢？

路　老：肾阳对人体各脏腑起着温煦生化作用，是推动各脏腑生理活动的原动力，正如《难经》所云："命门者，诸神精之所舍，原气之所系也。"若肾阳亏虚，不能温煦心阳，致心阳不振，形成心肾阳虚。阳虚则生内寒，胸阳失于温煦鼓动，寒凝心脉，瘀阻不通，不通则痛。此证多见于老年体衰的患者，心痛虽不明显，但病情险恶，常危及生命，应严密观察，及早防治。治以温肾壮阳为法，以真武汤加减。若兼见五更泻者，酌加《证治准绳》四神丸（补骨脂、肉豆蔻、五味子、吴茱萸、生姜、大枣）以温阳厚肠；若见肾心痛的脱证，先益气回阳固脱；兼见心力衰竭、脉数疾、气短、口唇紫绀等症，属中医心肾阳衰，水气凌心者，选用真武汤、人参汤、参附汤、五苓散等方加减应用；兼见心律失常，病窦综合征者，酌用生脉散、人参养荣汤、麻黄附子细辛汤等；如频发早搏属湿邪阻滞者，在温阳的同时，加用祛湿化浊法，选藿朴夏苓汤、三仁汤灵活加减运用。

9. 冯　玲：老师，老年患者日久五脏虚衰，而尤以肾为主，肾藏阴涵阳，肾阴亏虚亦可发为心痛病，其临床可选何方加减治疗呢？

路　老：肾受五脏六腑之精而藏之，老年肾精亏虚，脉络失养而发心痛者，临床并不少见。肾精不足，不能生髓，髓不能生血，精血虚衰，心脉失营，亦可发为心痛。如肾阴虚不能上济心阴，致心火独亢于上，反而下汲肾水，久则肾阴肾精不足，先天告匮，心阴心血更亏，而形成恶性循环，手足少阴二经经脉功能失调，心脉失养，心神不安，心痛频作，当以滋补肾阴，交通心肾为法。方选二至丸合酸枣仁汤加减，亦可佐入一贯煎。肾精亏虚者，用还少丹酌加紫河车、龟鹿胶、阿胶等血肉有情之物。胸痹日久，渐至心气不足，虚衰而竭，或年老胸痹者，本为心、脾、肾俱虚，复为外邪所困，致心脉痹阻，痰水互结，水气凌心，此时肺不能通调水道，脾虚健运水湿失常，肾失蒸腾气化，此证易致心水、心衰等证而出现胸闷心悸，喘满咳唾，不能平卧，全身浮肿，乃心病之急危重症，当兼治心、肺、脾、肾等诸脏，以温肾利水，泻肺平喘为法，方能力挽狂澜，起死回生，急用真武汤合葶苈大枣泻肺汤加减。

10. 冯　玲：老师，您认为老年冠心病患者病位在心，发病脾肾为本，与肝肺密切相关，您是如何理解老年冠心病与肝肺的关系呢？

路　老：老年冠心病虽病发于心，脾肾为本，往往亦与肝肺生理功能失调有关，故治疗心痛不唯在心，应从五脏论治。肾为先天之本，受五脏六腑之精而藏之，化生精血濡养百脉，肾水上济心阴，使心火不亢，则营行脉中，卫行脉外，气血畅流有度；心火下煦肾脏，使肾水不寒，方能升达肝木，助其少阳生生不息氤氲之气；心主血脉，肺朝百脉，肺主治节，肺气宣发肃降失职，血脉凝滞不畅，百脉受累。老年冠心病患者若日久累及肺、脾、肾三脏，主要表现为体内水液精微代谢失常，水液泛滥四肢，潴留脏腑，更易戕伤阳气，而成心衰之患；若肾水寒澈清冷，肝木不能升达，气机亦郁遏不畅，心脉痹阻不通，而有突发心痛之患。故老年冠心病临床辨治勿忘于脾肾，亦不拘泥于脾肾。

二十六、关于辨治脏腑五种心痛的专题访谈

　　心痛是指因心脉挛急或闭塞引起的胸骨之后或左胸部疼痛为主症的一类疾病，可引起下颌、左肩、左上肢内侧等处疼痛。同时可伴有出汗、面色苍白等症。常见于现代医学心绞痛等病，中医学称之为"胸痹心痛"病。心血循行可内润脏腑，外养肌肤。如果心血循行异常，瘀滞不通就会产生心痛、气短、怔忡等表现。《灵枢·五邪》有云："邪在心，则病心痛"。关于脏腑五种心痛的论述最早见于《灵枢·厥病》，分别为"肾心痛""脾心痛""胃心痛""肝心痛""肺心痛"。时至今日，在饮食过剩、生活节奏过快的现代，国医大师路志正教授在《黄帝内经》的基础上对脏腑五种心痛的病因病机、辨证论治多有发展，并应用于临床，路老认为"心痛"之证虽其病位在心，然与肝、脾、胃、肾、肺等脏腑有密切关系，并且提出了以脾胃为中心论治脏腑五种心痛的学术思想。今将其经验总结访谈简述于下。

1. 冯　玲：老师，您根据新时代的致病因素，将脏腑五种心痛理论应用于临床，这一理论渊源出自哪里？您在此基础上又有哪些创新呢？

　　路　老：关于脏腑五种心痛的论述最早见于《灵枢·厥病》："厥心痛，与背相控，善瘛，如从后触其心，伛偻者，肾心痛也，先取京骨、昆仑，发针不已，取然谷。厥心痛，腹胀胸满，心尤痛甚，胃心痛也，取之大都、太白。厥心痛，痛如以锥针刺其心，心痛甚者，脾心痛也，取之然谷、太溪。厥心痛，色苍苍如死状，终日不得太息，肝心痛也，取之行间、太冲。厥心痛，卧若徒居，心痛间，动作，痛益甚，色不变，肺心痛也，取之鱼际、太渊。"《灵枢》中详细描述了脏腑五种心痛的临床表现，在此基础上，我结合

新时代致病因素、脾胃生理功能和五脏生克制化理论提出了以脾胃为中心论治脏腑五种心痛的观点。对于脏腑五种心痛的临床辨治，《灵枢》中主要是选取针刺脏腑本经或其表里经的五腧穴治疗，我结合脏腑心痛特点在《灵枢》经基础上完善了脏腑五种心痛的病因病机、辨证论治要点，并提出了相应的治则治法、选方用药及其临床加减。

2. 冯　玲：《灵枢》中对脏腑五种心痛的症状有较系统的阐述，您是如何认识其不同的临床症状和致病机制呢？

　　路　老：肾之阴阳具有温煦和滋养心阴心阳的作用，若因肾之阴阳虚损使心之阴阳失于温煦和滋养引起心脉痹阻而引起疼痛，称之为"肾心痛"；胃属阳明燥土，主受纳腐熟水谷，其气以降为顺，若其失和降之功，水谷不得腐熟，浊阴之物不得通降，壅滞于中焦而成痰浊之物，进而阻痹心脉而成心痛之证。因此由于胃之和降功能失调而引起的心脉痹阻之证，称之为"胃心痛"；脾为太阴湿土，其气主升，有运化水谷之精以养五脏，化生血液以养心脉的作用，若脾运失健，气血乏源，心脉失养而疼痛不适，称之为"脾心痛"；肝其性属木，主疏泄，司情志，有促进脾胃健运之功。若其职有失，则可横逆犯脾，而使脾胃失调，健运失司，痰浊内阻心脉，而生心痛之证，称之为"肝心痛"；肺司呼吸，主气。肺所吸入清气与脾运化水谷精微于胸中相合而成宗气，具有上司呼吸，下行血脉之作用。若肺主气之功能失调，宗气生成不足，行血不力，而使心脉瘀滞不通则成"肺心痛"。

3. 冯　玲：老师，对于脏腑五种心痛的理解您说得很详细了，其致病因素有哪些？临床辨治又要注意什么呢？

　　路　老：脏腑五种心痛常见致病因素不外以下四种。其一，寒凝血脉。《素问·调经论》中说："寒气积于胸中而不泻，不泻则温气去，寒独留，则血凝泣，凝则脉不通。"其二，痰湿壅滞。《类证治裁·胸痹》中说："胸中阳微不运，久则阴乘阳位而为痹结也，其症胸满喘息，短气不利，痛引心背。由胸中阳气不舒，浊阴得以上逆，而阻其升降。"其三，情志失司。《杂病源流犀烛》中说："总之七情之由作心痛。"七情失调可致气血耗逆，心脉失畅，痹阻不通而发心痛。《灵枢·邪客》中言："宗气积于胸中，出于喉咙，以贯心肺，而行呼吸焉。"心痛辨治应明确脏腑病位和标本虚实。其病位在心，与肝、脾、胃、肺、肾等脏相关。在临床中表现为本虚标实之证，或见虚实夹杂。本虚者气虚、气阴两虚、或阳气不足；标实者可见血瘀、寒凝、痰浊、气滞，且可相兼为病。虚实之间可相互转化，可因实致虚，或因虚致实。痰浊聚于胸中，胸阳被阻，久则耗伤阳气，阳气不足，心血推运无力，而痹阻不通，或寒从中生，阴寒之气凝滞血脉，亦可成血脉不通；瘀血阻络，血行艰涩，日久必损心阳，此为因实致虚之证。心气不足，鼓动无力，易致气滞血瘀；心肾阴虚，水亏火炎，炼液为痰；心阳虚衰，阳虚外寒，寒痰凝络皆可致心脉痹阻，此为因虚致实。

4. 冯　玲：老师，脏腑五种心痛的辨证要点是否就是本虚、标实两端呢？

路　老：对，但也不全是。脏腑五种心痛应首辨虚实，本虚者，有气虚、阳虚、阴虚的不同。心胸隐痛而闷，遇劳而发，伴心慌，气短、乏力，舌淡胖嫩，边有齿痕，脉沉细或结代，为脾肺气虚；绞痛兼胸闷气短，四肢厥冷，神倦自汗，脉沉细，多属心肾阳虚；隐痛时作时休，绵绵不休，动则多发，伴口干，舌淡红而少苔，脉沉细而数，多为气阴两虚。标实者有气滞、痰浊、血瘀、寒凝之不同。闷重而痛轻，兼见胸胁胀满，善太息，憋气，苔薄白，脉弦者，多属气滞；胸部窒闷而痛，伴呕吐痰涎，苔腻，脉弦滑或弦数者，多为痰浊；胸痛如绞，遇劳则发，或遇冷加剧，且有畏寒肢冷，舌淡苔白，脉细，为寒凝心脉所致；痛如针刺，痛有定处，夜间多发，舌紫暗或有瘀斑，脉结代或涩，多为心脉瘀滞所致。次辨兼证，心痛伴脘腹胀满，饮食减少，肢体倦怠，大便异常者，为脾心痛；心痛牵引后背不适，伴畏寒肢冷，腰膝酸软，下肢水肿，为肾心痛；心痛伴烦躁易怒，善太息，或见面色苍白，烦躁惊恐，为肝心痛；心痛伴气短乏力，咳喘，动则加剧等，为肺心痛。

5. 冯　玲：老师，心肾二脏同属少阴，肾水上济心阴使心火不亢，心火下煦使肾水不寒，生理上两者相互联系，病理上亦相互影响，临床应如何辨治肾心痛呢？

　　路　老：人过中年肾气渐衰、病后失养等皆致肾虚，肾精亏虚，精不生髓，髓不生血，血脉失充，心脉失荣而发为心病。诸如肾精不充，精不化血；肾精虚损，心脉失养；肾阳不足，寒凝血脉；心肾不交，惊恐伤肾等均可致心脉痹阻不通。其病位在心，病本在肾，本虚标实，虚实夹杂。其疼痛多表现在手、足少阴二经循行路线部位上。肾心痛除心痛表现外，多伴有肾虚的症状，如头晕目眩，腰膝酸软，心烦出汗等。肾阴虚者，治以壮水滋肾，清热相火，方用左归丸合知柏天地煎加减应用；肾精虚者，治以填补肾精，养血活血，方用还少丹合四物汤加减，可酌加紫河车、龟鹿胶、阿胶等血肉有情之物；肾阳虚者，治以温肾壮阳，益气活血，方用金匮肾气丸合保元汤加减；心肾不交者，宜交通心肾，养血通络，方用《伤寒论》黄连阿胶汤合交泰丸，或合用天王补心丹，根据临床不同病情，灵活加减应用；惊恐伤肾者，治以补益肾气，安神定志，方用茯神散酌加珍珠粉、琥珀粉、生龙齿、灵磁石等活血安神药。

6. 冯　玲：老师，《灵枢》言"腹胀胸满，心尤痛甚，胃心痛也"，胃心痛者非为当心而痛，症状有时亦不典型，临床应如何辨证论治呢？

路　老：胃心痛者，与现代饮食结构、生活习惯有很大的关系，饮食肥甘厚味，嗜好烟酒，导致脾胃受伤，胃失和降，气机壅滞，成为胃心痛发病的原因。郁怒伤肝、肝气犯胃；饮食不节、食滞胃脘；胃中虚寒、胃阴不足等皆可发为心痛。其临床治疗应首辨病位，次辨寒热，再辨虚实。胃心痛系胃病及心，或心胃同病，疼痛多表现在心胸、胃脘部位；遇冷而痛及夜间发作者多为寒，食后发作，大便难解者多为热；胀痛、憋闷疼痛，食后疼重，伴有便秘，舌质紫暗，舌边瘀点，舌苔厚腻者多为实，隐痛，饥则疼痛，舌质淡胖少苔口干者多为虚。肝气犯胃者，治以疏肝理气，和胃止痛，方用柴胡疏肝散加减；食滞胃脘者，治以健脾和胃，消食导滞，方用枳实导滞丸加减；胃中虚寒者，治以温胃散寒，健脾益气，药用西洋参、竹节参、黄芪、薤白、高良姜、降香、干姜、桂枝、丹参、芍药、甘草、陈皮、半夏等；胃阴不足者，治以养阴益胃，清降虚热，方用益胃汤加减；湿热中阻者，治以和胃化浊，清利湿热，药用瓜蒌、石见穿、姜半夏、胆南星、炒枳实、决明子、川芎、虎杖、八月札、醋延胡索、土茯苓、石菖蒲、郁金、泽泻等。

7. 冯　玲：老师，学生知道心脾在五行属相生关系，心为脾之母，脾为心之子，子病可犯母，亦可盗母气。脾心痛辨治要点和治疗方药是什么呢？

路　老：现代生活节奏快，工作压力大，人们思虑过度损伤脾胃，加之饮食肥甘，烟酒不绝，皆导致脾胃不和引发脾心痛。诸如心脾两虚、宗气匮乏、脾虚湿困、痰热壅阻、脾胃虚寒、肝气犯脾、脾肾阴虚等皆可致心痛。其临床治疗应辨清病位、兼症与虚实，脾心痛病位虽在心，病本在脾，故发病时多现心经和脾经的症状；除心痛主证外，常伴有脘腹胀满，饮食减少，嗳气呕恶，口味异常，大便异常等；脾胃病变多虚实夹杂，其本为脾气虚，但往往以湿浊、痰湿、血瘀等实证形式表现出来。心脾两虚证，治以益气健脾，补血宁心，方用归脾汤加减；宗气匮乏证，治以补益宗气，健脾和胃，方用香砂六君子加黄芪、柴胡、升麻等；脾虚湿困证，治以芳香化浊，和胃降逆，方用藿朴夏苓汤合三仁汤加减；痰热壅阻证，治以清热涤痰，和胃降逆，方用黄连温胆汤加减；脾胃虚寒证，治以温中祛寒，通阳散结，方用理中汤加瓜蒌、半夏、桂枝、高良姜、肉豆蔻等；肝气犯脾证，治以疏肝解郁，健脾通络，药用当归、白芍、柴胡、佛手、八月札、香附、木香、丹参、枳实、川芎等；脾肾阴虚证，治以滋阴补脾肾、养胃生津，药用太子参、麦冬、沙参、黄精、女贞子、旱莲草、生石膏、淡竹叶、焦栀子、川牛膝、柏子仁等。

8. 冯　玲：老师，我们说心主血脉，通行气血，肝主藏血，畅达气机，两者相辅相成，使心血充沛，血脉流通，自无心痛之患。肝心痛临床应如何辨治呢？

路　老：中医讲肝主疏泄调达气机，心情愉快则肝气舒畅通达，气血畅流全身而无瘀滞之患，若每天郁郁寡欢忧患不止，则肝气郁结不通，气血亦迟涩不畅，不通则痛。新时代生活节奏加快、工作压力增大，郁怒、焦躁情绪日增，易导致肝气不舒，心之气血失畅，此为肝心痛发病主要原因。诸如心肝郁结、气滞络阻，心肝火旺、气火冲心，心肝阴虚、气滞血瘀，心肝气虚、心脉阻滞等皆可致心痛。其辨治要点重在病位、兼症和诱因，病位虽在心，然病本在肝，故疼痛多表现在心、肝二经循行的部位；临床除心痛主证外，常伴有急躁易怒，善恐易惊，口苦，耳鸣，少食不寐，呕吐痰涎等肝胆经症状。心肝郁结、气滞络阻证，治以疏肝解郁、行血通络，方以柴胡疏肝散加减；心肝火旺、气火冲心证，治以清心泻肝、散血通络，方用丹栀逍遥散合龙胆泻肝汤化裁；心肝阴虚、气滞血瘀证，治以滋阴柔肝、理气活血，方用一贯煎加减；心肝气虚、心脉阻滞证，治以益气养心、疏肝宁胆、缓急通脉，方用柴胡加龙骨牡蛎汤、补肝汤合甘麦大枣汤化裁。

9. 冯　玲：老师，心肺二脏同居上焦，心主血脉，肺主气司呼吸，可辅心行血，肺心痛临床应如何辨治呢？

　　路　老：肺与心生理上气血相依，病理上也互相影响，肺病导致心的功能失常可引发肺心痛。诸如肺气不足、肺肾气虚，寒邪袭肺、肺闭腑实，痰湿阻肺、痰热壅盛等皆可致肺心痛。气血是临床辨治的一方面，此外应详辨病位、标本、寒热、虚实。肺心痛为心肺同病，心痛伴有肺病证候，如气短、咳喘、咳痰；心痛为标，肺气不利为本；胸阳不振或感受寒邪，损伤心肺之阳导致寒凝血瘀，肺病日久寒邪化热，痰热壅肺导致心血运行不畅；肺气虚致宗气不足，血脉可瘀阻不通，肺气不利，宣发肃降失职，津液不布聚为痰湿，亦可致血脉瘀阻不畅。肺气不足、肺肾气虚者，治以补肾益肺为法，方用补肺汤合大补元煎加减；寒邪袭肺、肺闭腑实者，治以宣肺散寒，通腑开窍为法，方用厚朴七物汤加减；痰湿阻肺者，以宣痹通阳，祛痰降逆为法，方用栝蒌薤白半夏汤合涤痰汤加减；痰热壅盛者，治以清热涤痰为法，方用清金化痰汤加减。

10. 冯　玲：前面老师您详述了脏腑五种心痛的病因病机、辨证要点和治法方药，学生受益良多。对于您提出的以脾胃为中心论治脏腑五种心痛的观点，学生应如何理解呢？

　　路　老：脾胃者，后天之本，人体气机之枢纽，脾胃运化失常，则人体气机逆乱，而诸证丛生。脾心痛虽痛在心，然其病机与脾胃运化失调相关，何以脾胃会影响到心之变化？乃因足太阴之脉其支者复从胃、别上膈、注心中。此外还有肝心痛、胃心痛、肾心痛、肺心痛，然究其病机均与脾胃相关。因肝者，其性属木，藏血，主疏泄，脾性属土，统血，主运化，木有疏土之功，土有培木之德，肝木可促进脾胃之运化，而脾胃为气血之化源，脾胃健运，气血充盛则肝有所主，若脾胃失健，气血乏源，而肝无所主而使肝之疏泄失常，而有肝心痛之证；肾者先天之本，主藏精，脾者后天之本，主运化。肾所藏之先天之精需脾胃所运化之后天之精微补充，若脾胃运化失常，气血之化源不足则先天之精不能得以补充，若肾精不充，精不化血，而有肾心痛之证；肺者主肃降，脾者主升清，脾所运化之水谷精微上输于肺，经肺之肃降以运化全身，以供全身之营养之所需，若脾失健运，升清无力，肺之肃降失调，精微不能得以运化全身，而有肺心痛之证。综上所述，五脏心痛虽起源不同，然究其根本原因在中焦脾胃。

二十七、关于养生的专题访谈

　　路老工作繁忙，但每天精神矍铄，每日坚持读书、练字，而且思维敏捷，还担负着诊疗和保健任务，学生冯玲跟随路老学习多年，无论侍诊还是生活起居，通过耳濡目染，发现路老在养生方面颇有感悟，他不仅养生有道，并且擅长运用养生的方法促进疾病康复，现做专题访谈如下。

1.　冯　玲：在跟您出诊的时候，经常看您跟患者交代一些养生的方法，您认为养生跟治病一样重要吗？

　　路　老：《黄帝内经》首篇所论述的就是养生，说明养生的重要性。"上工治未病"又给医生提出临床治病的最高境界应是先养生。养生包括顺应自然、心身调养、生活起居、饮食、运动等多方面，我们每个人都应依据自己所处的环境和身体条件，制订一个切实可行、行之有效的养生方案。只要行之有法，持之以恒，使身体保持阴阳平衡，每一个人都是可以长寿的。作为中医师，我们在看病的时候，也应根据患者不同的情况告诉他们一些养生的方法。例如，现代社会生活习惯、社会环境都发生了巨大的差异，有的人过食肥甘厚味、吸烟嗜酒、贪食冷饮等，造成了脾胃损伤，湿热内生，百病丛生，我们就应该告诉他们正确的饮食习惯配合治疗，实践证明这很重要。得病以后再医治，不如提前调养好身体，预防得病。"无问其病，以平为期"，要关注人体自身的小环境的营养平和，以及小环境与自然界大环境之间的协调。

2.　冯　玲：跟您出诊的时候，也发现老师特别注重养生防病，尤其是注意脾胃的调养，对患者也注重饮食起居的宣教，您认为脾胃在养生中有何重要性？

路　老：我的学术思想是以调理脾胃为核心的，我认为四季养生也以脾胃的调养为最重要。中医常说"存得一分胃气，便留一分生机"，平时我们身体一旦出现什么问题，首先就会从胃口上反映出来，无论是伤风感冒、头痛小疾，还是患上重病，身体一旦不舒服，食欲就会下降。

《黄帝内经》中有原文记载"饮入于胃，游溢精气，上输于脾，脾气散精，上归于肺，通调水道，下输膀胱，水精四布，五经并行。"脾胃为后天之本，全身营养之精微全靠脾胃的运化转输，若脾胃功能受损，则运化失常，体内的水分不能正常代谢，停聚而生湿、生痰，影响气血的运行而变生各种疾病。如冠心病、高血压、高脂血症和糖尿病等现代的常见病、多发病，均与脾胃的运化失常有关，这些疾病均可从调理脾胃入手治疗。

3.　冯　玲：那您在生活中是怎样调养脾胃的呢？

路　老：我们经常说"病从口入"，很多病都是吃出来的，之前说"病从口入"，是因为人们的生活水平低，卫生条件差，吃的东西不干净，从而导致一些肠道感染性疾病，如寄生虫病、消化系统疾病等。但是随着社会的进步、人们生活水平的提高和饮食结构的改变，导致疾病的罪魁祸首从过去的饮食"不洁"变成了饮食"不节"，吃得过于精细、长期的高热量摄入等，所以大家可以看到现在患糖尿病、高脂血症以及心脑血管病的人很多。因此，健康饮食就是给脾胃最好的呵护，首先要减轻脾胃的负担，饮食不宜过饱。过去有句古语，叫"少食增寿""若要安，自带三分饥和寒"。唐代著名医学家孙思邈活到100多岁，他的长寿秘诀就是"腹中食少，心中事少"。再就是饮食要有规律，按时吃饭，不能饥饱无常，还要注意均衡饮食，我从来不多吃，不贪吃，而且每周吃两次发糕，喝两次油面茶，尤其是老年人或脾胃不好的人一定要常吃发面好消化的食物。另外，注意清淡饮食也很重要。避免过多的"膏粱厚味"，防止"三高"的出现。

4. 冯　玲：听说老师特别注重茶饮，还有"路老三杯茶"的特别之
说，您是怎样喝茶的？

路　老：苏轼《游诸佛舍》诗中有两句非常著名，"何须魏帝一丸
药，且尽卢仝七碗茶"。这句话什么意思呢？就是要想身体健康，
学魏文帝那样炼灵丹，吃妙药，还不如学卢仝多喝几碗茶。喝茶是
一种非常实用的养生手段。我有一个饮茶的习惯，也是我亲身体验
的顾护脾胃良方，那就是每天三杯茶，上午喝绿茶，下午喝乌龙
茶，晚上喝普洱茶。绿茶又称不发酵茶，它尽可能地保留了鲜茶叶
内的天然物质，属于茶中之阳。上午喝绿茶在于使阳气上升，心神
俱旺，并助脾胃运化水谷精微，使心脑得以滋养；午后阴气渐升，
脾胃功能较上午有所减弱。中午的美食中会有很多油腻的食物，势
必妨碍脾胃的运化，弱化脾胃功能。乌龙茶属于半发酵茶，其中的
成分单宁酸与脂肪的代谢密切相关，饮之可"去人脂，久食令人
瘦"，可以降低血液中的胆固醇含量。所以，下午喝乌龙茶有健脾
消食的作用，对健运脾胃、防病养生大有益处。夜间阳气趋于里，
气机下降，人体在一天的劳作之后，需要调养心神、脾胃，为明天
的工作养精蓄锐。中医认为"胃不和则卧不安"，经过发酵后再加
工的普洱茶进入人体肠胃，会形成一层膜附着在胃的表层，对胃产
生保护作用，长期饮用普洱茶可护胃、养胃。由于熟普洱中的咖啡
因经多年陈放发酵，作用已减弱，所以喝后不会兴奋，既能使人安
然入睡，更有补气固精的作用，温饮还可治疗尿频，因此是晚上饮
用的佳品。

5. 冯　玲：现代人吸烟饮酒的人特别多，吸烟与肺癌、动脉硬化的
发生密切相关，嗜酒会导致酒精性肝硬变等，您对吸烟
饮酒有何看法？

路　老：我本人不吸烟，大家都知道吸烟百害而无一利，吸烟会
减少胃部血液供应，同时抑制胃液的分泌，加重胃黏膜损害，但如

果暂时戒不了的话，可以将烟吐出来，不要吸进去，这点很重要。我个人是饮用少量黄酒的，黄酒是我国的民族特产，是以稻米、黍米、玉米、小米、小麦等为主要原料，经蒸煮、加曲、糖化、发酵、压榨、过滤、煎酒、贮存、勾兑而成的酿造酒。黄酒不仅是中国传统的保健养生佳品，而且还被用作为中药服药的引子，被视为"百药之长"。另外，少量饮用葡萄酒也是可以的，有研究证实葡萄酒中的白藜芦醇具有消炎和防治心血管疾病的作用。但无论饮用哪种酒，都要适可而止，不能过量。

6. 冯　玲：路老，您的学术思想中除了注重调理脾胃，还特别重视湿邪的治疗，在养生中哪些方法可以远离湿邪呢？

路　老：首先尽量避免长期生活在潮湿的环境，长期居住在这种环境中的人，平时应多食用一些有化湿健脾作用的食物，如薏米茯苓粥，荷叶茶，五爪龙炖肉，苏子拌菜，黄芪、人参、茯苓炖鸡，生姜炒肉等。其次是少用空调，或者温度不要调得过低，夏季我们的汗毛孔要开合呼吸，使热量随汗液往外散发达到降温的目的，如果不让它发汗，就不利于水液及代谢物的排泄。那么水湿就会憋在里面，热气也会憋在里头，所以最好就是适应大自然冬冷夏热的温度。少用空调，即使是用空调，也要保持在一种"动则汗出"的温度，这样才能保证汗毛孔的开合。另外节制饮食，避免大量饮酒，少吃大鱼大肉，因为肥甘厚味一方面滋腻碍胃，另一方面也能助湿。同时保持良好的心态，保证充足的睡眠。多做有氧运动，动则升阳，脾阳一升，水液自能运转。经常按摩太白穴和足三里穴。每次按摩这两个穴位3～5分钟，以酸、麻、胀为度，有健脾祛湿的作用。

7. 冯　玲：说到运动，看您步履稳健，身姿灵巧，您有哪些运动的养生方法？

路　老：老百姓都知道"饭后百步走，活到九十九"。特别是如今很多人的工作就是一天到晚对着电脑，一坐就将近十个小时，对于他们来说，散步就是非常好的运动和养生方式。散步可以让我们工作疲惫的神经细胞得到充分的休息，从而促进和改善睡眠；散步时，腹部的肌肉随之运动，相当于对胃肠道进行按摩，可促进胃肠的蠕动，增进肠道的消化和吸收。但饭后百步走也是有讲究的，饭后胃正处于充盈状态，由于消化的需要，大部分血液供应集中于胃肠，当胃中的食物还没有完全被消化吸收的时候就散步，一部分血液会转移到四肢运动系统，胃部血液供应不足，消化液的分泌就会减少，消化能力也大大下降，这就容易诱发功能性消化不良，久之就会导致胃黏膜病变。同时，饭后食物存留胃中，加重了胃的负担，这时如果快走，还会造成胃下垂等疾病。所以，应在饭后半小时至一个小时后再行走，让胃中的食物有充足的消化时间。散步的时间以一个小时为宜。不过这也不是千篇一律的，每个人应该根据自己的身体状态来定，以轻松舒展，不疲倦为好。养生运动要遵从"和于术数"及"不妄作劳"的原则，根据自己的体质选择锻炼身体的方法。

8. 冯　玲：有一次到您家中看到您正轻展手臂，左右推挡，起落如燕，徐疾有劲，请问老师那是您改编的路氏八段锦吗？

路　老：是的，我已坚持习练八段锦多年，这套八段锦，是我依据"老八段锦"，又根据内调五脏、外疏经络的中医理论，自己改编的，称为"路氏八段锦"。除去了"攒拳怒目增气力"一段，整套动作编排更加注重强调"缓慢柔和，不用强力，平心静气，顺应自然"的天人合一理念。我认为，现代人的生活节奏越来越快，工作压力越来越大，工作中又往往以低头、凹胸、重复性的工作为主，久而久之改变了人体的姿态，影响内脏和神经的功能，容易出现眩晕烦躁、疲劳乏力、免疫力下降等一系列症状。在此状态下，锻炼养生本应围绕着一个"松"字进行，老八段锦当中的"攒拳怒目"之功法却以"刚劲凝神"为宗，难以适应现代人的生活状态，故除之。各版本八段锦的收势都以颠地式为结尾，多为"背后七颠百病消"，但路氏八段锦以"背后九颠"为收势。在中国古人的观念里，奇数为阳，奇数里最大的数字是"九"，被认为代表着阳气最盛，在颠地式的收势中，以九次收尾，符合天地相通、阴阳和谐之意。并且路氏八段锦要求动作及动作之间要对称、和谐，达到意随形生，形随意转，意气相随，形神合一的效果。

9. 冯　玲：中央四台曾播出您养生食姜的经验，也多次听您说"不撤姜食，不多食"，您是怎样理解这句话的？

路　老："不撤姜食，不多食"这句话其实是孔子在《论语·乡党》中说的，就是说孔子一年四季的饮食都离不开姜，在那个饱尝战祸、颠沛流离的时代，孔子竟至 73 岁高龄，这和孔子常食用生姜是有密切关系的。生姜味辛，性微温，入脾、胃、肺经，具有温中止呕，温肺止咳，解毒的功效。每当天气变化，气候变冷时，吃几片生姜，可通阳御寒、发汗解表，温脾暖胃，激发脾胃的消化吸收功能，散发体表的寒气，这样就起到了预防感冒的作用。家人每次会买几斤姜，切片或切丝，然后用醋泡着吃，醋本身有活血的作用，还能祛除姜本身的辣味，做成醋泡姜，吃起来更方便。夏天天气暑热，生吃凉、冷食物较多，形成体表阳气盛，体内脾阳虚的状况，这一季节多吃生姜，可以有效地保护脾胃的功能。所以古人有"冬吃萝卜夏吃姜，不用医生开药方"的说法。另外生姜应该早晨吃为好，早晨人体的阳气升发，需要提起精神面对一天的工作，所以早晨吃姜，对于补充阳气，醒脑提神是有好处的。吃姜还应遵循古人的警示："一年之内，秋不食姜；一日之内，夜不食姜。"因为秋天气候干燥，燥气伤肺，再吃辛辣的生姜，更易伤肺，加剧人体水分的流失，所以秋季不宜吃姜。一天之中，晚上阴气最盛，经过一天的奔忙，晚上需要休息，阴气内敛，生姜为发散之品，晚上吃姜，容易耗气，所以晚上也不宜吃姜。

10. 冯　玲：您虽 100 岁高龄，还担任着很多事务，中央保健、出诊看病、各种会议等，但跟随您两年没见您发过脾气，再大的事也能心平气和地对待，您是怎么对待"养生贵乎养神"的？

路　老：其实养生最重要的是养心，就是心情要舒畅。《黄帝内经》中告诫我们："恬淡虚无，真气从之，精神内守，病安从来。"贪求无厌，非分之想，是养生之大忌，人的一生，不可能事事顺心，无半点烦恼，就看你以怎样的心境来对待了。我的座右铭是"谦受益，满招损"。在诸多的荣誉面前，要保持谦虚的态度，面对患者，不论中央首长还是平民百姓，都要一律平等相待。对待同道、学生及前来求教的中医工作者，也都以真诚的态度，耐心解答。生活中无私心杂念，不操闲心，不断地充实自我，特别是老年人应有"老骥伏枥，志在千里"的思想，人老心不老，在力所能及的情况下发挥自己所长，做点实事，这样就能从中找到精神寄托，促进身心健康。平时要多看书，多写字，多研究中医、揣摩临床，不着急，不生气，以豁达的胸怀面对人世，做到君子胸怀坦荡，少欲寡思心开朗。心静则神清，心定则神凝，心虚则神存。心神宁静无杂念，心神合一是养生长寿的法宝。

二十八、关于"北方亦多湿论"的访谈

路老崇尚脾胃学说，特别是对于湿病有自己独特的见解，他潜心研究湿病40余年，系统总结继承了中医湿病理论和临床证治经验，发前人所未发，在理论和临床上抓住湿病要害，创新性地提出"北方亦多湿论"，弥补了叶天士之"吾吴湿邪害人最广"之论，并提出"百病皆由湿作祟"的发病理论，为临床治疗提供了宝贵的经验。其学生冯玲对此做了专题访谈，今整理如下。

1. 冯　玲：老师，在大家的传统观念中，一般认为北方干燥多风，南方多湿润，而您提出了"北方亦多湿"的观点，请问老师您的依据是什么呢？

路　老：不错，按照一般的观点，北方应该是寒冷干燥，刚劲多风，江南水乡，沟渠纵横，天热下降，地湿蒸腾，人处其中，易得湿病，这些在很多前贤文人的诗文中多有描述。但是，我们看待问题不能用静止的眼光。时代在变迁，气候也在发生着变化，近些年来，随人类活动引发的全球大气变化，北方夏季亦常闷热潮湿，且常于夏末入秋时闹洪灾，使北方之域亦常为湿害。就拿北京近些年的天气来说，每当进入夏秋之际，不仅气温很高，而且湿度也很大，天气闷热异常，人们常常称之为"桑拿天"，这在前些年是很少有的。同时这些年北京的降雨量也增多，甚至整个华北、西北地区的降水量也较往年增多，且北方冬天又常为寒气怫郁，湿不能越，这些是北方多湿的外因。从内因来说，北方人喜食膏粱厚味，善于饮酒，口味重而多咸，易伤脾胃，脾运失调，水谷代谢异常，壅阻中焦而生痰湿之物。现代生活节奏快，快餐、辛辣刺激等食物迅速占据了人们的日常生活。烧烤、冰镇啤酒、冰激凌等，这类食品往往经过多重调料及烹饪方式的反复加工，属厚腻之品，摄入人体易生痰湿。这也是北方多湿很重要的因素。

2. 冯　玲：老师，您说得对。随着时代的变迁，气候也在发生着改变，人们的饮食结构也在发生着改变，这是造成"北方多湿"的原因，那么您认为两者之间哪个是主要因素呢？

　　路　老：你这个问题其实也就是内湿和外湿的关系问题。湿邪伤人，有内外之别。外湿者，感受外界湿浊之气，如雾露雨淋，或久居潮湿之地、江海之滨，或水中作业等；内湿者多因暴饮无度，恣食生冷；或素嗜浓茶，饥饱失常；或嗜食肥甘厚味，内伤脾胃，湿浊内生。但是总的来说，久居寒湿之地，感受外湿侵袭，可困阻脾阳，亦使其运化失常，而有湿浊内生。反之，若脾运失健，湿浊久居中焦，可外溢肌肤而成水肿、疮痒、湿疹诸证。无论内外，最易困遏脾阳，令脾阳不振，失其运化，正如《黄帝内经》所言"诸湿肿满，皆属于脾"。

今人之湿病更有甚于古人，且不分节气，特别是内湿病证明显增多。因为随时代的发展，人们的居住环境、工作条件极大改善，外湿致病较为减少；相反，随着人们生活水平的提高和饮食结构的改变，过饮茶酒、冷食、恣食肥甘厚味、饮食不节之人数日长；另外，冰箱、冰柜、空调等电器产品的普遍应用，人们更易恣食生冷，致使脾胃受损，故中阳困遏，水湿停聚之证有增无减，内湿病证明显增多，这也是当今社会发病学上的一大特点。

3. 冯　玲：外邪致病，需要有一定的条件才会对人体产生作用，那么您认为湿邪致病的条件是什么呢？

　　路　老：湿邪中人，多因其正气不足，湿邪才能乘虚而入。这一点是前贤对湿邪发病机制的共识，《黄帝内经》中说："清湿袭虚，则病起于下。"此中之"虚"指人正气的不足，无论湿气太过，还是非其时有其气，"邪之所凑，其气必虚"，是湿邪中人的内在条件。虽湿气为病，有外界自然之气的太过不及之因素的作用。但于个人则必有其因脾虚不运等内在因素，如《黄帝内经》中所描述的五气之溢之"脾瘅"等，元代李东垣则论其为中气不足，脾湿下陷，即"阴盛乘阳"的内伤病机。薛雪也在《湿热病篇》中强调内外因的相合为病，指出："太阴内伤，湿饮停聚，客邪再至，内外相引，故病湿热。"历史上对于湿邪发病的研究中，明代张景岳集前贤理论，其"凡肌表经络之病，湿由外而入者也；饮食血气之病，湿由内而生者也"的观点，使湿病的发病学认识达到较为全面的程度。

4. 冯　玲：是的老师，您说得对，"邪之所凑，其气必虚"。正气的不足，为湿邪致病提供了条件。那么，您认为湿邪的致病有什么规律？

路　老：中国古代医家很早就对湿邪伤人的规律有了较深刻的认识。《伤寒论》言："清邪中上，浊邪中下。"所谓清邪系指地下上升之轻清雾露，霜、冰雹和雨雪，自上而下，感其气者，上先受之，则见头脑昏蒙，蔽聪塞明，沉重酸楚，即经谓之"因于湿，首如裹"。浊邪是指地下泥水污秽之气，暑月淫雨，离照当空，天热下逼，湿浊之气蒸腾，触其气者，下先受之，多见足跗重着、肿胀、关节酸痛。即经谓之"伤于湿者，下先受之"，必从足始者，地湿之气中也。

湿为阴邪，其性重浊黏腻，所以湿邪为患，多有四肢沉重，周身倦怠，头重如裹等症。湿性秽浊，因此常把面色晦滞，带下腥臭，大便黏滞不爽，小便短黄或混浊，苔腻苔垢，作为诊断湿病的重要依据。湿性弥漫无形，无处不到，内而脏腑，外而躯体，四肢百骸、肌肉皮肤，均可侵犯，所以湿邪兼夹证多。临证中常遇到一些患者，所述症状杂乱琐碎，不甚典型，有的症状则忽略不述，给辨证带来不便。我们需要在错综复杂的症状中，抓住主症，因势利导，使湿邪内蕴的症状，渐次明朗。

5. 冯　玲：您认为湿邪的这些特点对于现代疾病谱有怎样的影响？

路　老：当今之人少运动而食不厌精等因素，使湿病的发生常常更加隐匿，往往不为人们所注意和重视，生活中"以酒为浆，以妄为常"者随处可见，以致现在高脂血症、代谢综合征、糖尿病等代谢紊乱之人增多。除此之外，湿邪发生的隐匿性和其病性的黏滞，使以上疾病病程较长，缠绵难愈。此外，脾胃居中州，旁养四脏，故湿损伤脾胃，则必阳气不长，五脏之气不生，五乱互作，致他病兼湿病者日众。临床往往多见鼻塞不利，咳嗽上气，胸膈憋闷，胃脘痞满，四肢不举，体重酸楚，饮食不化，呕而密默，唾吐清涎，咳喘，濡泻，跗肿，黄疸，眩晕，痉病，痹病，痿厥等多种疾患。因此，湿邪不单单见于湿阻等湿病中，更多的是内伏或兼见于众多的病证当中，为医者不可不识。

6. 冯　玲：老师，内湿与外湿致病的途径有何异同？病位又有哪些呢？

路　老：总体上外湿为患，多从外侵害皮、肉、筋、脉、关节，正如《素问·阴阳应象大论》所云"地之湿气，感则害皮肉筋脉"。而内湿多伤脏腑，且多从口鼻而入。《素问·阴阳应象大论》中"秋伤于湿，冬生咳嗽"即指雾露清湿之邪易通过口鼻而袭肺之意；而《素问·至真要大论》中"诸湿肿满，皆属于脾"，则亦寓有湿邪亦可从口鼻入里伤脾之意。清代薛雪在《湿热病篇》中则更明示："湿热之邪，从表伤者，十之一二，由口鼻入者，十之八九。"其病变部位，也以阳明太阴居多，初起即见里症，很少单纯之表证。现代人饮食不节，三餐不定，损伤脾胃；疲劳熬夜又阻碍运化；长期处于空调环境中又使湿气凝聚体内，致使代谢紊乱，内湿由此而生。情志不及或太过，肝气被郁或横逆犯胃犯脾，易导致脾胃气机升降失调，致运化失常而停湿。这都是内湿致病的主要途径。

7. 冯　玲：外邪致病会随着内外因素的不同，而产生不同的变化，您认为湿邪致病，会产生怎样的变化呢？影响这些变化的因素是什么呢？

路　老：前人认为湿邪伤人，可随着病情的发展变化，地域、饮食习性，体质强弱等因素的影响而产生不同的变化。张仲景认为湿邪有寒化和热化的不同，而其湿多热少还是热多湿少则是由患者体质所定的；朱丹溪在继承刘河间等人学术思想的基础上，提出了湿病以"湿热相火为病甚多"的观点，并认为湿病在发病学上不仅具有地域气候特点，同时与生活饮食习惯也有关系，并认为"湿热为病，十居八九"。《温热论》中亦有"在阳旺之躯胃湿恒多，在阴盛之体脾湿亦不少"之记载。《临证指南医案》中进一步论述："若其人色苍赤而瘦，肌肉坚结者，其体属阳，此外感湿邪必易于化热；若内生湿邪，多因膏粱酒醴，必患湿热、湿火之症。"其意与仲景所谓"实则阳明，虚则太阴"观点相类。

8. 冯　玲：疾病的产生，往往是多种邪气相互作用的结果，那么您认为湿邪与其他邪气之间的关系是什么呢？

路　老：湿邪为六淫之一，常与风、寒、热等其他邪气相兼为患，正如《素问·六元正纪大论》篇中所说："风湿相薄……民病血溢，筋络拘强，关节不利，身重筋痿。""寒湿之气，持于气交，民病寒湿，发肌肉萎，足痿不收，濡泻血溢。"并认识到湿热蕴结日久，则易导致痿病的发生。对湿邪的这一特性，后世诸家多有发挥，如薛雪认为湿为阴邪，既可单独为病，又多兼夹为害，如与暑合则易化热，而成湿热，而易动风诱发痉厥之变。今人则进一步关注和研究，如陈其昌在其《湿证发微》中就有湿为土气，多兼夹为患，而有湿兼风、兼寒、兼暑、兼燥、兼虚之议，足见其兼疾之广。

9. 冯　玲：请问老师，同样的湿病，为什么南方和北方会有不同的表现？

路　老：我觉得这个问题简单来说，可以用一句话来回答，那就是"一方水土养一方人"。具体来说，每个地区的水土气候都有其各自的特点。虽然同为湿邪，但是在北方和南方有不同的特点。北方虽亦多湿，然气候干燥多风。燥胜湿，风性流动不居，湿邪亦随其而化，故不易侵犯人体皮肤而成湿疹之疾。而南方则不然，气候温暖湿润，湿热蒸腾，不易速解，故易侵犯人体肌肤而成湿疹。故治湿亦应区分南北方地域、气候不同而因时、因地制宜。

10. 冯　玲：老师，临床湿病的症状变化莫测，治法也是各不相同，您是如何在北方地区治疗湿病的？

路　老：治湿宜三焦通调，治脾为先。人体的水液代谢与肺、脾、肾三脏密切相关，肺位于上焦，主宣发；脾位于中焦，职司运化；肾位于下焦，以淡渗为要，三焦的通调是保证水液代谢正常的重要条件。我在治疗水湿疾病时喜欢用三仁汤，以杏仁宣肺之上焦，白蔻仁畅通中焦，薏苡仁淡渗下焦，使水湿之邪从小便而解。对于人体水液代谢，脾的作用尤为重要，脾位于中焦，职司运化，是水液代谢的枢纽，其上输脾精以供肺之宣发，下排浊腻以利肾之淡渗，其上输下达，是肺之宣发、肾之利渗的重要保证。因此，在通调三焦的同时遵《黄帝内经》"诸湿肿满，皆属于脾"之旨，我常在通利三焦的同时，用白术、苍术、茯苓等以健运脾土。

其次，治湿病，一定要注重理气。湿性黏腻，易阻气机，湿病治疗首当疏畅气机。而疏畅气机，除了调畅以中焦脾胃为主的三焦气机,也应着眼于肺、肝二脏。在详细辨证的基础上,无论苦温燥湿、清热祛湿、淡渗利湿或扶正达邪,我均习惯在方中佐入一二味宣降肺气,化浊醒脾之品,如杏仁、桔梗、苏梗、藿梗、荷梗,及藿香、佩兰、白蔻仁等;若肝气郁结,横乘脾土,亦会加重气机壅滞,在方中可加入佛手、郁金、八月札、绿萼梅以疏解肝气。这样宣肺气、疏肝气、醒脾运、畅三焦、理气机,有利于其他药物更好地发挥作用。这些药物虽少,在方中所起的作用却十分重要。

治疗湿病,药不在多而在精,量不在大而在能中病,贵在轻灵活泼,恰中病机。所谓轻灵,即药量不宜过大,药味不可过多过杂,量大药杂味厚气雄,难以运化,脾胃不伤于病而伤于药。所谓活泼,即药物要选辛散芳香流动之品,不可壅滞滋腻,壅滞则涩敛气机,滋腻则有碍脾运,助湿生痰。轻灵之药多轻清宣肺,芳香流动之品可以醒脾,调畅气机,推陈致新。